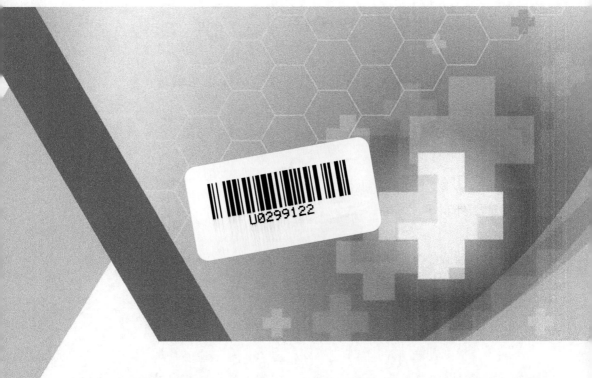

普通外科围术期管理及并发症处理

姜兴明◎编著

中国纺织出版社有限公司

图书在版编目（CIP）数据

普通外科围术期管理及并发症处理 / 姜兴明编著
.--北京：中国纺织出版社有限公司，2021.12
ISBN 978-7-5180-9209-3

Ⅰ．①普…　Ⅱ．①姜…　Ⅲ．①外科手术—围手术期—
处理②外科手术—并发症—处理　Ⅳ．①R61

中国版本图书馆CIP数据核字（2021）第259041号

责任编辑：樊雅莉　　　责任校对：高　涵　　　责任印制：王艳丽
中国纺织出版社有限公司出版发行
地址：北京市朝阳区百子湾东里A407号楼　邮政编码：100124
销售电话：010—67004422　传真：010—87155801
http://www.c-textilep.com
中国纺织出版社天猫旗舰店
官方微博http://weibo.com/2119887771
北京虎彩文化传播有限公司印刷　各地新华书店经销
2021年12月第1版第1次印刷
开本：710×1000　1/16　印张：13.5
字数：186千字　定价：52.00元
凡购本书，如有缺页、倒页、脱页，由本社图书营销中心调换

作者简介

姜兴明，男，汉族，黑龙江省哈尔滨市人，博士，副教授、副主任医师。现就职于哈尔滨医科大学附属第二医院，研究方向是肝、胆、胰腺疾病与肝脏移植、麻醉、护理。哈尔滨医科大学十佳青年岗位能手，哈尔滨医科大学附属第二医院外科学教研室秘书、普通外科总秘书、优秀青年人才、中国普通外科（百强）青年学者。荣获黑龙江省医疗卫生新技术一等奖1项、黑龙江省医药卫生科学技术一等奖1项；主持国家/省部级科研课题十余项，以第一作者及通讯作者发表论文110余篇。主攻肝、胆、胰腺肿瘤诊治与肝脏移植以及相关基础和临床研究。

前　言

························

　　现代外科历经一百多年的发展，治疗手段层出不穷，但手术仍然是绝大多数普通外科疾病和创伤的主要治疗手段。随着科学技术的发展，普通外科手术方法、技巧也发生了日新月异的变化，各种新术式的不断涌现、传统术式的推陈出新，新设备、新器械、新材料、新药品越来越多地应用于临床工作，使得手术的适用范围越来越大。

　　外科学是医学的重要组成部分，它是在整个医学的历史发展中形成的。随着医学的发展，人类对疾病的认识逐渐加深，外科领域日益扩大，外科临床与基础医学的结合越来越密切。普通外科是外科领域的主体，其患者数量多、重症多、急症多、病种繁杂，临床症状各异，体征多变，在诊断上比较复杂，有些患者还涉及内科、妇产科、泌尿外科、儿科等多学科的问题。

　　围手术期（以下简称围术期）是指手术的整个过程，从患者进行手术治疗，到最后的康复，都属于围术期。这一时期通常包括手术前的一个星期左右到手术后的两个星期。围术期是针对外科疾病手术处理过程的一个专业名词，包括围术期术前、术中和术后的全段时间。一方面，由于疾病在这三个时段的表现、变化和常发生的问题不尽相同，处理技巧也不同；另一方面，相同疾病围术期的发展、变化又有其共同点或称为类同性。因此，外科专家们为了慎重起见，专门提出了围术期的概念。由于外科医学对围术期处理的重视,使得现代的手术安全性得到了巨大的提高。

　　在进行普通外科手术之后,容易出现各种并发症,不仅影响患者的生活质量,甚至会导致患者死亡。手术切口疼痛可能影响患者食欲和睡眠质量,术后易发生吻合口瘘、肺部感染等并发症,严重影响患者术后康复。因此,需要加强普通外科围术期管理及其并发症预防及处理的研究,以提高治疗效果,促进患者尽快痊愈。

姜兴明

2021 年 11 月

目 录

第一章　普通外科围术期管理概论

术前管理以手术为重点,具体内容包括掌握术前适应证和禁忌证、了解患者的心理准备和主要器官功能、术中手术方法的选择、手术过程管理和特殊病例的管理等。不同的情况有不同的处理措施。术前管理、术中管理、术后管理及术后并发症预防是手术后最需要关注的。

第一节　术前管理

术前护理是对患者进行全面的术前检查及准备,使患者尽可能做好心理、生理准备,以便安全手术。

患者的术前准备与疾病的严重程度和手术的范围密切相关。根据手术时间的不同,手术可分为以下3种。①急诊手术:如急性阑尾炎穿孔、外伤肠破裂、肝破裂、脾破裂等,尽快准备手术。紧急情况,例如腹腔内的大血管破裂,需要24小时内紧急手术。②限制手术:例如对于根治性黑色素瘤,手术时间是可选的,但有一定的局限性。③切除手术:术前充分准备后可适时进行手术,如全胃切除、肿瘤切除等。

手术前要充分了解患者的一般情况和对疾病本身的顾虑,确保没有明显的异常手术风险增加或干扰恢复、管理和营养。心、肺、肝、肾、内分泌、血液和免疫系统的状况、功能以及许多其他潜在因素都会影响整个病程。因此,除了定期回访外,还需要收集详细的病史,进行全面的体格检查,对一些重要的器官功能进行检查和评估,以便在术前发现和纠正问题。

一、一般准备

一般准备主要包括心理准备和生理准备两个方面。

（一）心理准备

手术前,患者难免会对疾病的预后产生恐惧、紧张、焦虑等情绪。所以,从关怀和鼓励的角度,医务人员必须考虑患者的病情、手术可能的结果、手术的风险和可能的并发症、术后的恢复。运用轻松的语气给患者解释,从而使患者可以积极配合手术和术后护理。同时,介绍和讲解透彻,获得患者家属的信任和认同,帮助患者做好心理准备,确保整个治疗过程顺利进行。

（二）生理准备

主要是指对患者生理状况的调整,使患者能够安全、更好地通过手术并从手术中恢复。

1. 适应性锻炼

大多数患者不习惯卧床排便,因此术前练习卧床排便很重要。在刺激切口之前,应教会患者正确的咳嗽和咳痰技巧。有吸烟习惯的患者应在手术前2周戒烟。

2. 输血和补液

对于大中型手术,需要在术前进行血型测定和交叉配血,并准备一定量的血制品以备术中使用。水、电解质、酸碱平衡受损和贫血的患者应在手术前纠正。

3. 预防感染

术前应采取各种措施调理患者的身体状况,防止感染。及时处理检测到的感染;禁止患者在手术前接触感染者。手术过程中严格坚持无菌原则,操作轻柔,减少组织损伤。下列情况应预防性使用抗生素:①手术涉及感染病灶或感染部位附近的切口;②肠道手术;③手术和创伤手术时间长;④开放性创面、感染创面或大面积软组织损伤,伤后换药时间长,或换药时间长,难以彻底清洁创面;⑤肿瘤切除;⑥涉及大血管的手术;⑦需要植入人工制品的手术;⑧器官移植。

4. 胃肠道准备

成人应在手术前12小时开始禁食,并在手术前4小时开始饮水,以防止因麻醉或手术期间呕吐引起的窒息或吸入性肺炎。必要时可进行胃肠减压。对于胃肠道手术,应在术前1~2天开始流质饮食,幽门梗阻患者术前洗胃。对于普通手术,手术前1天用肥皂和水清洗身体。如果要进行结肠或直肠手术,应在手术前1天和手术当天早上给予适当的灌肠或回肠造口术,并在手术前2~3天给予口服抗生素。

5. 其他准备

手术前一天下午或晚上用肥皂和水清洗手术区域。切口部位的小面积皮肤不需要备皮。如果头发影响切口区域,则应在手术前剃光。手术前一晚可能会给予镇静剂,以帮助患者睡个好觉。如果发现患者有体温升高或非病理性痛经,应推迟手术日期。患者进入手术室前必须排尿,如果手术时间较长或涉及骨盆,则必须在手术前放置导尿管以排空膀胱。由于疾病或手术,可能会在手术前插入鼻胃管。患者的活动义齿必须在手术前取下,以防止在麻醉或手术过程中发生抽吸或误吸。

二、特殊准备

对于手术耐受力差的患者,除要做好一般的术前准备外,还要根据患者的具体情况,做特殊准备。

(一) 营养不良

营养不良患者常有低蛋白血症,伴贫血和低血容量,可减少失血量和对低血容量的耐受性。低蛋白状态会导致组织水肿并阻碍切口愈合。营养不良的人抵抗力较差,更容易发生继发感染,因此术前应尽可能予以纠正。生化检查血清白蛋白测定值低于30 g/L或血清转铁蛋白低于1.5 g/L,体重下降大于10%时,表明存在营养不良,需术前行肠内或肠外营养支持,以改善其营养状态。

(二) 免疫功能缺陷

感染、营养不良、恶性肿瘤、结缔组织病、内分泌系统疾病、长期使用肾上腺皮质激素、抗肿瘤药物、放射治疗等都会导致患者的免疫功能衰竭。虽然它们的发病机制不尽相同,但共同的特点是对感染的抵抗力低,容易被多次感染。应在手术前立即开始必要的治疗,以确保手术顺利进行。除了加强营养、纠正贫血、靶向使用抗生素外,最重要的是在需要时实施靶向免疫代偿,如应用丙种球蛋白、胸腺素、转移因子、干扰素等。

(三) 高血压

患者术前血压在 21.3/13.3 kPa(160/100 mmHg)以下,无须特殊准备。对于高血压患者,术前应适当服用降压药,使血压稳定在一定水平,恢复正常前不宜手术。既往有高血压,进入手术室后血压突然升高的患者,应由麻醉师处理。

(四) 心脏疾病

对于有心脏病的患者,手术死亡率明显高于无心脏病患者,但大多数患者对手术的耐受性还是不错的。只有在疾病进展、变得不稳定或失代偿时,风险才会显著增加并成为手术禁忌证,包括近期心肌梗死、不稳定型心绞痛、失代偿性心力衰竭、严重的主动脉瓣或二尖瓣狭窄等。术前准备应注意:①低盐饮食和长期服用利尿剂,以及水、电解质紊乱的患者,术前必须纠正;②心律失常者,应依不同情况区别对待,偶发的室性期前收缩一般无须特殊处理,如有房颤伴心室率增快达 100 次/分以上者,用毛花苷 C 0.4 mg 加入 25% 葡萄糖注射液 20 mL,缓慢静脉注射,或口服普萘洛尔 10 mg,每天 3次,尽可能将心率控制在正常范围内;③急性心肌梗死的患者发病 6 个月内不做择期手术,6 个月以上无心绞痛发作者可在良好的监护条件下施行手术;④心力衰竭的患者,最好在心力衰竭控制 3～4 周后再实施手术。

(五) 呼吸功能障碍

呼吸功能障碍主要表现为轻度活动后呼吸困难。哮喘和肺气肿是两种最常见的慢性阻塞性肺疾病。呼吸功能障碍的危险因素包括慢性阻塞性肺疾病、吸烟、老年、肥胖、急性呼吸道感染、无效咳嗽和呼吸反射受损等,可导致术后体液潴留,增加机体对细菌入侵和肺炎的易感性。所有呼吸衰竭患者术前均应进行血气分析、肺功能、胸片、心电图等检查。胸部 X线检查可以鉴别肺实质病变或胸膜腔异常:$PaO_2 < 8.0$ kPa(60 mmHg)和 $PaCO_2 > 6.0$ kPa(45 mmHg),围术期肺并发症可能增加。术前准备包括:①如果患者每天吸烟超过 10 支,需要戒烟,戒烟 1～2 周后,黏膜功能可恢复,痰量减少;戒烟 6 周可以改善肺活量;②麻黄碱、氨茶碱等支气管扩张剂和肾上腺素等气雾剂的应用对阻塞性肺疾病有良好的作用,可以增加肺活量;③哮喘发作频繁的患者,可口服地塞米松等药物,以减轻支气管黏膜水肿;④严重肺功能衰竭合并感染的患者术前必须采取积极措施改善肺功能和控制感染;⑤急性呼吸道感染患者择期手术推迟1~2周,紧急手术需使用抗生素,避免吸入麻醉。

(六) 肾疾病

麻醉和手术创伤会增加肾脏的负担。急性肾功能衰竭的危险因素包括术前血尿素氮和肌酐升高、充血性心力衰竭、高龄、术中低血压、腹主动脉切除术、败血症和肾毒性药物(如氨基糖苷类抗生素和放射控制剂)等,血钠、钾、钙、磷,血尿素氮、肌酐等实验室指标检查有助于评估肾功能。术前准备必须最大限度地改善肾功能,并且必须在计划手术的24小时内完成。如果存在肾功能衰竭的其他危险因素,则在选择具有肾毒性的药物时特别小心,例如氨基糖苷类抗生素和麻醉剂。急性肾功能衰竭最常见的手术相关原因是肾上腺前病变,例如血容量不足、低血压、败血症或其他减少有效循环血容量导致缺血性肾小管坏死的原因。及时纠正肾上腺疾病的病因,维持水及电解质平衡,纠正酸中毒,改善尿毒症,可有效预防或减轻急性一级肾小管坏死的严重程度。

(七) 肝疾病

肝炎和肝硬化是最常见的肝脏疾病。由于肝病患者可能没有明显的肝病史,也没有明显的临床表现,因此建议患者术前进行各种肝功能检查,以发现有无肝功能异常。轻度功能障碍不影响手术耐受性;肝损害严重或接近失代偿的患者,手术耐受性明显受损,术前恢复准备时间较长;肝功能严重受损有明显腹腔积液、黄疸等症状的患者,或急性肝炎患者,除紧急情况外,不宜进行手术。术前可采用高蛋白、高糖饮食改善营养状况。可静脉滴注10%葡萄糖注射液1000 mL、胰岛素20 U、10%的氯化钾20 mL混合液以增加肝糖原储备。必要时可输入人血白蛋白制剂、各种维生素(如维生素B、维生素C、维生素K等),以纠正低蛋白血症、贫血,增加凝血因子,改善全身状况。有胸腔积液、腹腔积液时,应限制钠盐,同时给予利尿剂。

(八) 糖尿病

糖尿病患者在手术前总是处于压力之下,并发症和死亡率远高于非糖尿病患者。糖尿病会干扰伤口愈合并增加感染并发症,并且通常与无症状的冠状动脉疾病有关。对糖尿病患者的术前评估包括糖尿病慢性并发症(如心血管、肾疾病)和血糖控制情况,并做相应处理:①仅以饮食控制病情者,术前无须做特殊准备;②长期口服降糖药的患者,糖尿病治疗应持续到手术前一晚,如果患者正在服用长效糖尿病药物,应该在手术前2~3天停止服用,禁食患者须静脉输注葡萄糖加胰岛素维持血糖轻度升高状态(5.6~11.2 mmol/L)较为适宜;③平时使用胰岛素的患者,术前应以葡萄糖和胰岛素维持正常糖代谢,在手术当日停用胰岛素;④伴有酮症酸中毒的患者,需要接受急症手术的,应当尽可能纠正酸中毒、血容量不足、电解质失衡(尤其是低钾血症)。糖尿病患者在术中应根据血糖监测结果,静脉滴注胰岛素控制血糖。

(九) 凝血功能障碍

常规的凝血试验阳性的发现率较低,靠凝血酶原时间(PT)、活化部分凝血活酶时间(APTT)及血小板计数能够识别严重凝血异常的也仅占20%。所以仔细询问病史和体格检查显得尤为重要。病史中询问患者及其家族成员有无出血和血栓栓塞史;是否曾输血,有无出血倾向的表现,如手术和月经有无严重出血,是否易发生皮下瘀斑、鼻出血或牙龈出血等;是否同时存在肝、肾疾病;有无营养不良的饮食习惯,有无过量饮酒,有无服用阿司匹林、非甾体消炎药或降血脂药(可能导致维生素K缺乏),是否接受过抗凝治疗(如心房纤颤、静脉血栓栓塞、机械心瓣膜时服华法林)等。查体时应注意有无皮肤、黏膜出血点,有无脾肿大或其他全身疾病征象。

(十) 妊娠患者

在妊娠期间,母亲的不同系统和新陈代谢的各个方面都发生了变化,同时胎儿也在子宫内发育。因此,当妊娠患者的普通外科疾病需要手术治疗时,除普通外科医生外,围术期治疗需要产科医生和儿科医生的共同参与。由于手术疾病对母体和胎儿的影响,以及围术期各种手术治疗和并发症的影响,患者可能会出现流产或分娩。因此,需要格外注意和采取积极的预防措施。手术前,如果时间允许,应尽可能全面检查各系统器官的功能,特别是心、肾、肺和肝功能。如发现明显异常,应尽量在操作前调整,综合考虑方法和操作时间。贫血患者术前应输血纠正,血红蛋白通常不低于90 g/L,禁食时需通过静脉途径补充营养,尤其是碳水化合物和氨基酸,以保证胎儿正常发育。电解质和酸碱平衡紊乱应作相应处理。在绝对必要时,允许放射诊断,但必须增加必要的防护措施。必须使用药物时,应尽量避免使用对孕妇和胎儿有显著影响的药物。综上所述,必须以患者生命安全为重中之重,重视胎儿。当两者不能兼顾时,母亲的生命须被挽救,对胎儿的影响必须是次要的。

第二节 术后管理

手术后的管理通常基于麻醉剂的残留效果和手术创伤的影响。实施综合管理措施,预防可能出现的危险并发症,目的是尽快恢复功能,促进患者快速康复。术后管理是围术期治疗的重要阶段,是术前准备、手术和术后康复的桥梁。有效和适当的术后管理可以最大限度地减少手术压力。

一、体位

手术后,患者应采用恰当的体位,确保患者气管不被堵塞,注意保护不同体腔的引流管。正确的姿势有利于患者的呼吸和循环功能。仰卧位手术后,要根据患者的麻醉情况和一般情况、手术方法、疾病的性质来选择体位,使患者处于舒适的状态,便于切口恢复。除非有禁忌证,否则全身麻醉下的患者应仰卧,头转向一侧,以利于口腔分泌物或呕吐物的排出,并避免在苏醒前进行气管切开。蛛网膜下腔阻滞麻醉患者也应平卧或仰卧12小时,以预防脑积水性头痛。全麻苏醒后,蛛网膜下腔阻滞麻醉后12小时,患者接受硬膜外阻滞麻醉、局麻等,可根据手术需要定位。腹部手术后,低位半坐位或侧卧位以缓解腹壁紧张。髋关节手术后,可以使用俯卧位或仰卧位。腹腔感染患者应尽快转为半坐位或抬高位。休克患者应取仰卧位或特殊体位,下肢抬高20°,头躯干抬高5°。肥胖患者可侧卧,有利于呼吸和静脉回流。

二、监护

手术后,大多数患者能够回到原来的区域,需要随访的患者可能会被送往外科重症监护室(ICU),定期监测生命体征,包括体温、脉搏、血压、呼吸、每小时(或几小时)尿量,并记录进、出水量。心脏或肺部疾病或有心肌梗死风险的患者应监测中心静脉压(CVP)、肺动脉楔压(通过血液流向导管球囊)和心电图。动脉血氧饱和度动态观察;肿瘤切除后定期测量血糖和尿糖;监测血管疾病患者术后四肢(脚趾)的外周循环等。

三、活动

手术后,如果镇痛效果好,原则上患者应早起,尽量在短时间内起床活动。早期手术有利于增加肺活量,减少肺部并发症,改善全身血液循环,促进伤口愈合,减少因静脉血流缓慢引起的深静脉血栓的发生。此外,还有益于恢复肠蠕动和膀胱收缩,从而减少腹胀和尿潴留。休克、心力衰竭、严重感染、出血等患者,以及接受过手术有特殊固定和固定要求的患者,不适合早期活动。

术后活动,活动量应根据患者的耐受情况逐渐增加。患者清醒后,应鼓励其进行深呼吸、主动四肢运动、间歇性翻身等卧床活动。脚趾和脚踝关节伸展和弯曲,下肢肌肉交替放松和收缩,有利于促进静脉回流。应鼓励痰多的患者咳嗽咳痰,患者可坐在床沿,深呼吸、咳嗽。

四、饮食

(一) 非腹部手术

这取决于手术大小、麻醉方法和患者反应。体表或四肢的手术,如果全身反应轻微,可以手术后进食,如果手术面积较大,全身反应较明显,2~4天后可以进食。对于使用局部麻醉(简称局麻)的患者,如果手术过程中没有不适或反应,手术后可以进食。接受蛛网膜下腔或硬膜外阻滞麻醉的患者可在手术后3~6小时开始进食;接受全身麻醉(简称全麻)的患者应等到麻醉消失、恶心反应消失后再进食。

(二) 腹部手术

尤其是胃肠手术后,要禁食24~48小时,等排便恢复后,流质饮食逐渐转为正常饮食。摄入不足需要静脉补液和电解质,以及持续超过7天的胃肠外营养支持。

五、静脉输液

在长时间的手术过程中,其体液流失量可以忽略不计,但手术后需要给患者足够量的静脉输液,直到患者可以再次进食和饮水。手术后输液的量、成分和速度取决于手术的大小、患者的器官功能和疾病的严重程度。肠梗阻、肠坏死、肠穿孔患者术后24小时内必须给予晶体液。然而,过多的液体会导致肺水肿和充血性心力衰竭;休克和败血症患者可能会由于液体从血管外渗到间质而出现全身水肿,此时适量输液非常重要。

六、引流物的处理

引流的种类很多,例如烟草引流、化脓引流、双钙引流、T管引流、胃肠减压管引流、尿路引流。具体选择取决于手术部位、病情和引流目的。经常检查引流管是否堵塞、扭曲等。更换敷料时,要注意相应固定引流通路,以免掉到身上或漏出。记录和观察引流的数量和性质可以发现可能存在的并发症,如出血。如果引流管较粗,可被负压抽吸阻塞。放置在皮肤和其他浅表器官下的脓液引流通常在手术后1~2天去除。排烟管大多在手术后3天左右拔掉,放置时间长了会失去排烟能力,容易导致感染。如果引流时间超过1周,应使用橡皮管引流。胃肠道功能康复后通常可以拔除胃肠减压管。

七、缝线拆除和切口愈合记录

拆线时间可根据切口部位、局部血供、患者年龄和营养状况确定。一般术后4~5天进行颈部缝线拆除术,术后6~7天进行下腹部和会阴缝线拆除术,7~9天进行上腹部和臀部缝线拆除术,青少年患者可适当缩短拆线时间,老年和营养不良患者可推迟拆线时间,或者根据患者实际情况进行间歇拆线。对于电灼切口,拆线一般应推迟1~2天。

对于初始完全缝合的切口,在拆线时应记录伤口愈合情况,可分为3类:①清洁切口(Ⅰ型切口),指切口在感染处缝合,如甲状腺切除术、疝修补术等;②污染切口(Ⅱ型切口),指阑尾切除术、胆囊切除术等手术过程中可能被污染的缝线；不易彻底消毒的皮肤、包扎缝合6小时内的伤口、刚缝合的切口也属于此类；③感染切口（Ⅲ型切口），即邻近感染区或组织直接暴露于污染或感染的切口，如阑尾切除术穿孔阑尾、肠梗阻手术和肠坏死等。

切口的愈合也分为3级：①甲级愈合，用"甲"字代表，指愈合优良，无不良反应；②乙级愈合，用"乙"字代表，指愈合处有炎症反应，如红肿、硬结、血肿、积液等，但未化脓；③丙级愈合，用"丙"字代表，指切口化脓，需要做切开引流等处理。应用上述分类分级方法，观察切口愈合情况并做出记录。如甲状腺大部切除术后愈合优良，则记以"Ⅰ/甲"；胃大部切除术后切口红肿，则记为"Ⅱ/乙"；穿孔阑尾切除术后切口愈合优良，则记为"Ⅲ/甲"；以此类推。

八、术后并发症的处理

(一) 疼痛

麻醉药作用减弱后出现的切口疼痛与手术部位、损伤程度、切口类型、患者对疼痛的耐受性等诸多因素有关。术后疼痛会导致呼吸、循环、消化和肌肉骨骼功能发生变化，甚至出现并发症。上腹部手术后的疼痛会导致患者自觉或不自觉地停止腹肌和横膈的活动，不愿深呼吸，导致肺功能衰竭。痛苦的刺激通常会使患者减少活动，导致静脉淤滞、血栓形成和栓塞。手术后的疼痛还会导致儿茶酚胺和其他应激激素的释放，引起血管痉挛、高血压、中风、心脏病发作和出血。手术后24小时内切口疼痛最为严重，2～3天后明显减轻，如果疼痛缓解后切口继续疼痛或加重，切口可能积血感染。即使形成脓肿，也应仔细检查，及时治疗。

治疗原则：有效的镇痛将改善大部分手术的预后。指导患者在咳嗽、转身和活动期间对伤口使用按压，以减轻因切口张力增加而引起的疼痛。口服镇静剂、镇痛药对皮肤和肌肉疼痛有很好的效果。疼痛泵也可以在大、中手术后早期使用。吗啡、芬太尼等麻醉性镇痛药临床应用时，在达到镇痛作用的前提下，剂量宜小，给药间隔时间应适当延长。

(二) 恶心、呕吐

恶心、呕吐常见的原因是对麻醉剂的反应，一旦麻醉剂的效果消失，这种反应通常会停止。其他原因包括颅内压升高、糖尿病酮症酸中毒、低钾和低钠等。如果腹部手术后反复呕吐，可能是由于胃痛或肠梗阻。

治疗原则：可采用阿托品、氯丙嗪、甲氧氯普胺等止吐药对症治疗，及时查明病因，针对性治疗。

(三) 发热

高于平均体温的手术患者手术后可能会出现不同程度的发热，大部分体温会升高 1.0℃ 左右。手术后 24 小时内发热，常由代谢或内分泌异常、低血压、肺不张、输血反应等引起。手术后 3～6 天发热，考虑感染的可能性，例如涉及静脉导管的感染、导尿管并发尿路感染、伤口感染或肺部感染。持续发热，要注意是否有严重的并发症，如术后体腔脓肿。

治疗原则：除降低体温或应用退热药外，术后不同阶段需综合分析发热病史及病因，进行胸部 X 线、B 超、CT 等检查。应有针对性地进行血液和分泌物培养和其他方法以明确诊断并开始相应的治疗。

(四) 腹胀

术后早期腹胀通常是由于胃肠道受抑制所致，当消化功能恢复可自行消退。如果手术后几天内没有气体和腹胀，可能是因为腹膜炎导致肠麻痹；如果腹胀伴有阵发性绞痛和肠鸣音，则是早期肠粘连引起的机械性肠梗阻。严重的腹胀可使横膈抬高，影响呼吸功能，影响血液回流，甚至影响腹壁切口的愈合。

治疗原则：持续胃肠减压、肛管插管、高渗灌肠等。如果是肠道手术，也可以使用促进排便的药物。对于非手术治疗未改善的机械性肠梗阻或腹腔内感染，需要再次手术。

(五) 尿潴留

多见于老年患者。全身麻醉或蛛网膜下腔阻滞麻醉后尿反射抑制、切口疼痛引起的后膀胱和尿道括约肌痉挛以及无法在床上排尿是常见原因。如果手术时间超过 3 小时，或在手术过程中大量液体注入静脉，应在手术前插入导尿管。如果术后 6~8 小时不排尿，或排尿但尿量少，通常表明存在尿潴留。小腹有明显的闷热现象，说明有尿潴留，必须及时治疗。

治疗原则：稳定患者情绪，在无禁忌证的情况下支持患者直立小便。

对小腹加热、按摩、使用刺激膀胱收缩的药物(如新斯的明)都会导致患者自行排尿。如果无效,则需要导尿。尿潴留时间较长,导尿时尿量大,一般导尿1~2天有利于膀胱恢复收缩。经腹会阴手术通常会破坏骶丛,导尿管应放置至少4~5天。

(六) 呃逆

可能是由于腹胀、膈肌紧张、膈神经刺激或中枢神经系统兴奋引起。这种情况大多是暂时的,但有时可能非常顽固。不断打嗝不仅会干扰患者的睡眠,还会增加切口的疼痛,影响愈合。

治疗原则:可压缩眼眶上缘或轻微压缩眼球至轻度可忍受的程度。对于顽固的打嗝,应注意有无膈膜感染、胃肠道或残端瘘管、肺部感染等。

(七) 出血

术中止血不足、创面渗出液控制不完全、原发性痉挛小动脉扩张、吻合口脱落、凝血功能障碍是术后出血的主要原因。

术后出血可发生在切口、中空器官和体腔中。如果在腹部手术后24小时内发生休克,应考虑内出血。表现为心率加快、血压降低、尿量减少、外周血管收缩。如果持续出血,腹围可能会增加。血细胞比容的变化对快速失血的诊断价值有限。诊断必须通过实验室检查、B超和剖腹探查确定。术后循环衰竭的鉴别诊断包括肺栓塞、心律失常、气胸、心肌梗死和严重的过敏反应;中心静脉压低于0.49 kPa(5 cmH$_2$O);每小时尿量少于25 mL;充分输血及补液后,休克体征及监测指标无改善,或持续恶化,或改善后恶化等。应立即止血,必要性手术止血,用生理盐水冲洗腹腔。

(八) 切口感染

造成切口感染的原因除了细菌侵入,还有血肿、异物、局部组织供血不畅、机体抵抗力下降等因素。主要临床表现:术后3~5天,患者伤口疼痛加重或切口疼痛呈间歇性或剧烈疼痛,局部温度略有下降,体温升高。轻者缝线周围皮肤红肿,重者切口红、肿、热、痛、压痛。为降低手术部位感染率,手术过程中必须严格遵守无菌技术。轻柔、细腻、严格的手法止血,加强术前术后治疗,提高患者免疫力。如果切口早期发炎,应使用有效的抗生素和局部物理治疗,以防止切口形成脓肿。如已形成脓肿,应切开引流,待伤口干净后,可考虑进行二期缝合,以缩短愈合时间。

(九) 切口裂开

切口裂开多见于腹部及四肢关节附近,其影响因素有两点。①全身因素,营养不良使组织愈合能力差,常见于糖尿病、尿毒症、使用免疫抑制药物、黄疸、败血症、低蛋白血症、肥胖症、长期使用激素治疗的患者和老年患者。②局部因素,缝合技术不当,如缝合节点不完整、组织结合不完整等;腹内压突然升高,如剧烈咳嗽或严重腹胀;切口感染、积血、积液、放置经切口引流等,造成切口愈合不良等。腹部切口出血通常发生在手术后1周左右,患者常在突然受力时感到切口疼痛,然后肠道脱出,大量淡红色液体流出。

预防措施包括:①对于可能出现这种并发症的患者,在分层缝合腹壁的基础上,加缝线以降低腹壁总张力;②在麻醉良好的情况下缝合切口,扩张腹壁,避免压迫缝线造成腹膜撕裂;③及时处理腹胀;④患者咳嗽时,最好躺下以缓解咳嗽,增加腹腔压力;⑤右腹部按压也有一定的预防作用。

(十) 肺不张

通常发生在上腹部大手术后,60岁以上,呼吸系统顺应性差,空气滞留增加和呼吸空间效率降低,慢性阻塞性肺疾病(如支气管炎肺气肿、哮喘和肺纤维化),术后肺不张更容易发生。患者术后呼吸活动受限,分泌物易沉积在肺泡和支气管内,阻塞支气管,引起肺不张。主要表现:术后即刻发热,呼吸和心率加快等,胸部叩诊肺底部有沉闷或实音,呼吸音减弱或消失。血气分析显示动脉血氧分压降低,二氧化碳分压增加,胸片显示肺不张的典型征象。继发感染时,体温明显升高,白细胞和中性粒细胞增多。

预防措施:术前练习深呼吸,腹部手术患者必须练习深胸呼吸;手术后避免固定或限制性呼吸;手术前2周停止吸烟以减少肺泡和支气管分泌物;使用姿势和药物帮助患者将分泌物排出支气管;在抽吸过程中防止术后呕吐或口腔分泌物。

当患者术后出现肺萎陷时,鼓励患者深呼吸,多翻身,帮助引导患者采用正确的排痰方法;如痰液黏稠难以吐出,可采用吸入蒸汽、超声吸入等方法;如果吐的多,可以通过支气管镜把痰吸出来,必要时考虑切开气管,应用抗生素。

(十一) 尿路感染

尿潴留和使用输液器是术后尿路感染的常见原因,有尿路感染病史者更易发生。尿路感染通常发生在膀胱,如果感染逐渐加重可引起肾盂肾炎。急性膀胱炎主要表现为尿频、尿急、尿痛,一般无明显全身症状,尿检红细胞及白细胞较多。急性肾盂肾炎多见于女性。这种疾病的特点是怕冷和发热,肾区疼痛和白细胞计数增加。尿常规镜下可见大量白细胞和细菌。

预防和及时治疗尿潴留是预防尿路感染的主要方法。在过度充气之前尝试小便。如果尿潴留量大于500 mL,应放置导尿管持续引流。导管插入和冲洗膀胱时,应遵循严格的无菌操作技术。尿路感染的治疗主要是使用有效的抗生素,对于膀胱炎,可以使用青霉素类和磺胺类药物,对于肾盂肾炎,常与抗生素联合使用大剂量氨基糖苷类抗生素,以达到有效的杀菌血药浓度。在应用抗生素时,重要的是要摄入足够的水以保持足够的尿量,确保排尿顺畅。

(十二) 下肢深静脉血栓形成

手术后血栓的发生率相对较低,常见早期肺栓塞和后期下肢深静脉血栓,术后预防、早期诊断、早期治疗仍然非常重要。导致下肢深静脉血栓形成的主要因素有3个:静脉壁损伤、血流缓慢和凝血功能增强。手术后,患者卧位错误会造成静脉受压,手术中的外伤或静脉滴注液体药物会造成静脉段的损伤,长时间卧位或固定体位会造成静脉损伤,缓慢出血。手术创伤可增加后期的凝血。因此,高龄、肥胖、口服避孕药、恶性肿瘤、静脉曲张都是深静脉血栓形成的高危因素。深静脉血栓形成最初表现为胃部肌肉的压痛。在严重的情况下,下肢深静脉和浅静脉受到广泛影响,表现为大腿淤伤,如果并发感染,可能出现寒战、发热、心率加快和白细胞计数增加。

为防止下肢深静脉血栓形成,手术时可用电流刺激胃部肌肉,用充气袖带或充气鞋向外挤压胃部肌肉。手术后,可以提供足够的水分,以降低血液浓度和血液黏度。患者应卧床休息,避免排便和咳嗽,以免血栓形成。主要的治疗方法是应用抗凝剂,此外,可采用中药治疗。72小时内发生的原发性股静脉血栓形成和股骨淤伤可通过Fogarty导管取栓术去除。

第二章　肝、胆、胰、脾的解剖

第一节　肝脏系统的解剖

一、概述

肝脏是人体最大的消化腺,是人体的重要器官。它具有重要的生理功能,如胆汁分泌、糖原储存、营养物质代谢、生物代谢、参与凝血等。肝脏在胎儿期还有造血功能。在中国,成年人的平均肝脏重量男性为 1.23 ~ 1.45 kg,女性为 1.1~1.3 kg。根据肝脏重量与体重的比值,儿童和婴儿时期的肝脏比其他时期要大。

二、肝的解剖

(一) 位置与毗邻

肝脏右厚左窄,呈不规则楔形。在肝脏的左、右两侧,有三角韧带和冠状韧带通过。肝前部有新月形和圆形的肝脏、胃韧带、肝下十二指肠韧带、结缔组织和下腔静脉。在肝脏手术中,通常会在肝脏周围切开脐带以暴露肝脏。肝脏右半部靠近右后筋膜,左半部靠近心脏膈面,后缘为近端。

(二) 血液供应

肝脏的血液输出量通常高达每分钟 1500 mL。其中,25% ~ 30% 来自肝动脉,70% ~ 75% 来自门静脉。

1. 门静脉

主要由肠系膜上静脉和脾静脉汇合而成,它向右上方斜行,进入肝十二指肠韧带,经过右肝动脉和胆总管后部进入肝门。肝上门静脉分支属于终末分支,周围有纤维囊及相应的肝动脉和肝内胆管分支,形成格利森系统。

2. 肝动脉

在肝脏中,肝动脉分支、相应的门静脉分支和肝内胆管分支均被格利森鞘覆盖。肝左、右动脉向肝脏供血,但供血程度有很大差异。肝动脉有许多分支,连接肝外动脉、肝动脉和包膜下动脉;肝动脉与肝脏内伴随的胆管分支密切相关,并与胆管壁分支形成周围的血管丛。出血可由硬化、胆道阻塞、肝胆系统慢性炎症等引起。

3. 肝静脉

这是肝脏血液的流出道,包括肝左静脉、肝右静脉和肝中静脉。几条小肝静脉也直接注入下腔静脉,包括引流肝尾管的静脉,俗称短肝或后静脉系统。肝静脉位于肝脏的裂口,引流肝组织各部位的血液,经第二肝门在下腔静脉上缘进入下腔静脉。肝门静脉和肝内门静脉呈手指状分布。

(三) 肝内胆道

呈树状分布,逐渐靠近形成肝间胆管,肝胆管,左、右肝管。左、右肝管为一级分支,左内叶、左外叶、左前叶、右前叶、右后肝管为二级分支,肝段胆管为三级分支。肝脏的每个节段都有三级分支。

左肝管位于肝门左侧,与肝总管成小角。右肝管从肝门的后部和上部开始,短而粗,长 0.8 ~ 1.0 cm,与正常肝管的夹角较大。在肝门中,左、右肝管通常在前,左、右肝动脉在内侧,左、右大静脉在后侧。

第二节　胆道系统的解剖

一、胆道解剖

胆管系统始于毛细胆管,逐步形成肝内小叶间胆管、节段性胆管、左肝管和右肝管。离开肝脏后,与肝总管、胆囊和胆囊管融合。胆总管远端与胰管形成总管,通向十二指肠乳头。胆管系统分为肝内胆管和肝外胆管。

(一) 肝内胆管

肝内胆管被定义为肝实质的胆道系统。肝脏的左、右胆管为一级分支,左内叶、左外叶、左前叶、右后胆管为二级分支,各胆管的肝段为三级分支。

(二) 肝外胆管

肝外胆管是指左、右肝管与胆总管末端的交汇处,包括肝总管、胆囊、胆囊管和胆总管。临床上,肝外胆管通常分为上部(胆囊管开口上方或肝外胆管上1/3处)、中部(胆囊管开口下方至十二指肠上缘),以及下部(后部和胰腺)。

1. 肝总管

长约3 cm,最长7 cm,直径0.4~0.6 cm。上端由左、右肝管汇合而成,下端与胆囊管融合形成胆总管。6%~10%的人有副肝管,1%~4%的人没有总肝管。胆管手术时应考虑解剖异常。

2. 胆总管

肝总管与胆囊管融合形成胆总管。胆总管的长度取决于胆总管与肝总管连接处的高度。它长7~9 cm,直径0.6~0.8 cm。如果其直径超过10 mm,则可以认为是病理状态。胆总管分为4部分。①十二指肠头部(第一部分):自胆总管末端至十二指肠球上缘,位于十二指肠韧带内,沿肝脏和十二指肠韧带向下,肝动脉在左侧,门静脉在两者的后方。这是胆管探查/切开和引流的常见部位。②十二指肠后段(第二部分):位于十二指肠后上段、下腔静脉前下段、肝门静脉右侧。③胰腺段(第三部分):向外弯曲,该部分的上部在胰腺的后面,下部主要被一层薄薄的胰腺组织覆盖。在慢性胰腺炎或胰腺癌,胆总管的这部分经常受累并发展为梗阻性黄疸。④十二指肠壁段(第四部分):至十二指肠降中段,斜穿十二指肠后壁。约85%的胆总管和胰管汇合形成总管。当十二指肠乳头打开时,约15%的胆总管和胰管排空进入十二指肠。胆总管与胰管相交后,稍膨大形成胆管胰管,又称法特管,壶腹癌经常发生于此,是胆总管阻塞的常见部位。奥狄括约肌(Oddi括约肌)环绕腹腔管并伸入肠腔,使十二指肠黏膜肿胀,形成大的十二指肠乳头。Oddi括约肌主要由胆总管括约肌、胰管括约肌和胰管括约肌组成。它对控制和调节胆总管和胰管的分泌,防止十二指肠内物质的反流有重要作用。先天性胆管扩张通常发生在胆总管。

3. 胆囊

是一个梨形的囊状器官,长 10~15 cm,宽 3~5 cm,容量 40~60 mL。胆囊上部为肝脏,下部为十二指肠和横结肠,左侧为幽门,右侧为结肠肝区,前部为前腹壁。胆囊分为 4 部分:底部、体部、颈部和导管。胆囊底从肝脏下缘稍突出,靠近十二指肠和横结肠。体部从左下角延伸到左上角,形成一个漏斗,靠近肝脏和胆囊。体部向上弯曲并向前变窄,形成胆囊的颈部。颈部位于胆囊窝的最深处。这三者之间没有明确的界线。胆囊颈部的上部有一个称为 Hartmann 囊的囊肿,胆结石通常位于其中。

4. 胆囊管

长 2.5~4 cm,直径 0.2~0.4 cm,一端接于胆囊颈部,另一端与肝总管成锐角汇合,形成胆总管。胆囊管位于胆囊末端附近,内壁黏膜形成螺旋状皱襞,称为海斯特瓣,调节胆汁的通过,防止胆囊管过度扩张或收缩。胆管炎会导致该瓣膜水肿或结石形成,通常会导致胆囊积液。由胆囊管、肝总管和肝脏下缘形成的三角形区域称为胆囊三角。胆囊动脉、右肝动脉和右肝副管通常穿过该区域。

二、生理功能

胆道系统具有分泌、储存、浓缩和运输胆汁的功能,在调节胆汁向十二指肠的分泌中起重要作用。

(一) 胆管的生理功能

胆管分泌的黏液参与胆汁的形成。胆总管的主要功能是将胆汁输送到胆囊和十二指肠,由胆囊和 Oddi 括约肌完成。Oddi 括约肌的压力在禁食期间或两餐之间高于胆总管和胆囊管,迫使胆汁储存在胆囊中。饭后,胆囊收缩,Oddi 括约肌松弛,胆汁经胆管进入肠道,促进食物的消化吸收。

当胆总管压力超过胆汁分泌压力时,可抑制胆汁分泌,发生胆汁反流。最近,人们认为当压力达到 20 cmH$_2$O 时会发生胆汁反流。由于胆汁毛细血管与肝窦相通,当压力过高时胆汁会回流到肝窦内,可能引起全身化脓性感染甚至多器官功能障碍综合征(MODS)。因此,临床上行胆管造影或灌注时,注射压力不宜过高。

(二) 胆囊的生理功能

胆囊通过吸收、分泌和运动而具有浓缩、储存和排出胆汁等功能。

第三节　胰腺系统的解剖

一、胰腺解剖

胰腺是人体第二大腺体,长 17～20 cm,宽 3～5 cm,厚 1.5～2.5 cm,重 82～117 g。位于上腹部及左肋区,与第二腰椎前部斜交,右下侧被十二指肠包围;左侧较高,靠近脾脏。除了被浆膜包围的胰腺尾部外,其余部分位于腹膜。

胰腺通常分为头、颈、体、尾 4 部分。①胰头:位于第二腰椎的右侧,是胰腺最宽的部分,从上方到十二指肠的右侧和底部被一个"C"形包围。由于它们靠近十二指肠壁,胰腺头部的肿瘤会压迫十二指肠并导致梗阻。胰头下部向左突出并绕过肠系膜上动脉和静脉的部分称为钩突。在胰头前,横结肠基底部与空肠相交,后与下腔静脉、右肾静脉、胆总管降部相连。②胰颈:是胰头与胰体之间较窄的部分,位于胃幽门后方。③胰体:胰颈与胰尾之间较长的部分,占胰脏的大部分,位于第二腰椎的前方,稍向前突出。胰腺后表面通过疏松结缔组织和脂肪附着于腹腔后壁,上缘与腹干和腹神经干相邻,脾动脉沿此缘向左行。④胰尾:左胰头窄段,向左斜行至脾门。脾切除和胰瘘形成时易发生胰尾损伤。

Wirsung 导管又称主胰管,直径 2～3 mm,位于胰实质内,起始于胰尾,横贯胰全长,沿途包含许多不同的节段管道。大约85%人的胰管与胆总管融合形成"共同管"。胰管的下部称为法特管。

副胰管(Santorini管)位于胰头上方,主要引流胰头上部的胰液,开口于十二指肠小乳头。终末常与胰管相连,当胰管末端受阻时,胰液可通过副胰管进入十二指肠腔。

胰头血供丰富,主要来自上胰十二指肠前后动脉(来自胃十二指肠动脉)和十二指肠下动脉(来自肠系膜动脉)的前后支。胰腺颈部、体部和尾部的血液供应主要来自胰背动脉和脾动脉的胰支。

二、生理功能

胰腺具有外分泌和内分泌功能。外分泌部分泌胰液,每天分泌750~1500 mL,pH 为7.4~8.4。它的主要成分是各种消化酶、水和碳酸氢盐。胰腺的消化酶主要有胰淀粉酶、胰蛋白酶、胰凝乳蛋白酶、弹性蛋白酶、胶原酶、羟肽酶、核糖核酸酶、脱氧核糖核酸酶、胰脂肪酶、胰磷脂酶等。胰液的分泌受迷走神经和体液的双重控制,但主要受体液调节。胰腺的内分泌系统来自胰岛。胰岛是不同大小和形状的细胞群,胰腺有大约100万个胰岛,主要分布在胰体和胰尾。胰岛有多种类型的细胞,主要是分泌胰岛素的B(β)细胞;其次是分泌胰高血糖素的A(α)细胞,分泌生长抑素的D(γ)细胞;最后是有少量分泌胰多肽的PP细胞(D2)、分泌胃液(胃泌素)的G细胞和分泌肠活性肽(VIP)的D1细胞等。

第四节　脾脏系统的解剖

脾位于左肋区外侧弓的深处。上极脾平于左第9肋上缘,距后正中线4~5 cm,下极脾平于第11肋左外侧,接触腋中线。其长轴平行于第10肋骨。

脾通过胃韧带、脾肾韧带、膈韧带和脾结肠韧带与邻近的组织和器官相连。膈面与膈肌和膈肌结肠韧带相连。脏面上部与胃底相邻,下部与左肾和左肾上腺相邻。脏面中央附近有一凹槽。

脾动脉起源于腹腔干,沿胰腺背上缘行进,远端进入脾肾韧带。脾静脉位于脾动脉的后方,并在胰腺后方的横沟中运行。脾静脉汇入胃短静脉、胃左静脉、胃后静脉、肠系膜下静脉及数条小胰静脉,与肠系膜上静脉汇合,在胰颈右侧形成肝脏的门静脉。

副脾的患病率为5.76%～35.00%。其颜色、硬度、功能与脾相一致,但位置、数量、大小不固定。副脾主要分布于脾脏、脾柄及乳腺等处。

脾脏中的巨噬细胞可以吞噬并破坏旧的红细胞、血小板和退化的白细胞。它还可以吞噬血液中的细菌和异物。勃起功能障碍时可破坏大量血小板和血细胞。脾脏有许多血窦,可储存一定量的血液(约200 mL),当身体活动或攀爬或突然失血时,脾脏的平滑肌收缩,释放出大量血液。

第三章　影像学诊断

第一节　超声诊断

一、肝疾病

(一) 正常肝

1. 正常肝声像图

在纵向超声上,肝脏图像略呈三角形,右侧肝脏的横截面大于左侧肝脏的横截面,底部位于图像的左侧。正常肝脏的轮廓光滑利落,由含有纤维结缔组织的囊组成的轮廓薄而光滑,在强烈的共振中包裹着整个肝脏。正常肝实质表现为中灰色、均匀分布的小斑点回声。肝内导管结构呈树枝状分布,肝内门静脉壁厚且回声高。肝静脉壁薄而回声弱,可见肝内胆管分支平行于一条或两条门静脉。它通常出现在肝脏的入口处,并在门静脉和胆管之间穿过。在彩色多普勒中,门静脉代表流向肝脏的血流,肝静脉代表来自肝脏的蓝色血流,肝动脉代表高速彩色血流。肝内门静脉脉冲多普勒检查呈连续稳定频谱,呼吸时略有波动,肝静脉呈三相波形频谱。动脉显示出一系列高阻力的动脉。

2. 肝的正常值

正常肝左叶厚度和长度分别小于 60 mm 和 90 mm,右叶横径小于 100 mm,右叶最大斜径为 100 ~ 140 mm。

(二) 肝弥漫性疾病

1. 慢性肝炎声像图

在轻度慢性肝炎中,肝脏超声可能没有异常或仅有轻度增强和增厚的实质回声,肝脏可显示中间组织或轻度压痛。在中度慢性肝炎中,肝实质回声增强、变厚且分布不均。肝内血管可能正常,肝静脉内径细。肝脏质地中等。重症慢性肝炎时,肝实质回声强化、增厚、分布不均。

2. 慢性血吸虫性肝病

肝左叶扩大,右叶收缩,实质回声分布不均,回声呈片状、网状或图案状分布。肝内门静脉壁增厚、内径变细,门静脉扭曲,肝组织均匀。

3. 脂肪肝

肝脏大小正常或稍肿大,肝实质回声小而密,回声强度由浅到深逐渐减弱,肝内血管密度不清晰。肝脏也有局部性脂肪浸润,又称异质性脂肪肝。肝内有斑块状低回声,无囊肿。

4. 肝硬化

肝脏超声:肝脏超声成像显示左右叶萎缩,尾状叶代偿性增大,以及不规则、锯齿状或粗糙的肝囊肿。肝实质回声增强、增厚、分布不均。显示一种低回声结节(5~10 mm),肝硬化时间歇性出现在肝脏,边缘整齐,结节增生。肝静脉内径明显变细,向屈曲方向移动。肝内门静脉内径,特别是门静脉右支变细,肝外门静脉内径增大,肝动脉内径增大。肝脏较硬,彩色多普勒检查可见肝静脉曲折,血流粗细不一,门静脉苍白,呈缓慢或双向血流。

门静脉高压的超声检查:①扩张门静脉,打开侧支循环扩张门静脉,当脐静脉打开时,阻塞的脐静脉与圆韧带分离,形成门静脉左支至腹壁的管状反射区,彩色多普勒检查沿圆韧带方向到达肝表面门静脉左支,经肝囊和肌层进入腹壁;②脾、脾静脉肥厚肥大;③腹腔积液发生于肝前部、肝内、肾内及肾外。

(三)肝占位性病变

1. 肝囊肿

肝脏内有1条或多条圆形或椭圆形无回声带,边缘清晰光滑,部分亮带分裂。也就是说,是一种多发性结节性囊肿。彩色多普勒血流信号无色差,有时囊壁上会出现短带彩色血流信号。

2. 肝脓肿

典型肝脓肿的超声图像表现为肝内病灶无反光(稀脓)或液体浑浊(浓脓),肝脏呈圆形或椭圆形,左侧回声增强。壁厚,外壁整齐,内壁凹凸不平,露出虫蚀样内壁。如果肝脓肿未完全液化,则患区为蜂窝状隆起回声,液化区为无回声区,非液化区为低回声区。肝脓肿早期,肝内病灶呈不均匀低回声或等回声区,边缘不清、不规则。

3. 肝血管瘤

具体为以下两点。①静脉毛细血管瘤:肝脏呈圆形或椭圆形,界限清楚,边缘不规则,花边状。肿瘤通常很小,直径通常为 1~3 cm。由于血流速度低,彩色多普勒检测在大多数病变中难以显示血流。②海绵状血管瘤:此类血管瘤通常体积较大,形状不规则,内部呈格子状,回声低,边缘回声增强。彩色多普勒检测可能呈星点状血流信号。

4. 原发性肝癌

直接标志。单个实质回声肿瘤在肝脏中发展,它的形态和内部回声与肿瘤大小有密切的关系。如果肿瘤小于 5 cm,大多数是圆形低回声结节。肿瘤周围可能有声晕,周围和内部有少量彩色血液。如果肿瘤大于 5 cm,出现圆形或不规则的结节状回声,有的呈结节状高回声,肿瘤周围有很多回声,周围和内部有很多彩色血流,很多抱球样血流存在于在肿瘤周围。当肝癌伴有出血、坏死、液化时,肿瘤呈混合回声。弥漫性肝癌在肝脏内充满低回声结节,有时肝脏增厚,仅显示亮点,但没有结节。

间接标志。可以看到有肿瘤压迫血管,它使得血管变细并绕过,当肿瘤扩大或位于第一肝门时,可能会压迫肝管并扩张肝内胆管。

转移标志。具有局部性肝转移的肝癌,在原发肿瘤周围散布着卫星状结节;肝癌伴有门静脉和下腔静脉癌栓时,门静脉或下腔静脉有低回声、无彩色血流信号;伴有淋巴结转移的肝癌,圆形低回声肿大的淋巴结出现在肝门处、腹主动脉旁、锁骨上;腹腔积液和胸腔积液在晚期肝癌患者中出现。

5. 转移性肝癌

在肝脏中有两个或两个以上(很少是一个)圆形或椭圆形实质回声肿块,大小相似,内部回声多变。虽然主要与不同病理类型的原发灶有关,但同一患者肝脏内所有肿瘤的回声应该是相同的,肿瘤内通常没有血流信号。

二、胆道系统疾病

(一) 胆囊疾病

1. 胆囊结石

①典型胆囊结石：胆囊内出现无声的强光团，在强光团后面常常伴有声影，并随体位变化向重力方向移动。②非典型胆囊结石：胆囊颈部结石，结石位于胆囊颈部，胆囊颈部与结石构成"靶环征"图像，会在横切时出现。胆囊通常大而饱满，胆囊内有结石和弧形增强的亮带，带有后回声阴影，被称为胆囊壁结石声影三联征(WES)。胆囊内无胆汁暗区回声，胆总管常呈代偿性扩张。③胆囊泥沙样结石：胆囊内出现等回声团，仰卧时常呈片状沉积于胆囊后壁，后方无声影。异常回声随着身体位置的变化而变化，沉积物的形式及其位置也会发生变化。

2. 胆囊炎

急性胆囊炎的超声影像学表现：胆囊肿大、形态丰满，胆囊壁可增厚，为双层或多层薄弱声带，也可像平时一样薄。通常胆囊内有一个带有薄光点的消声区。胆囊颈部常伴有结石，用超声探头按压时会疼痛。

慢性胆囊炎的超声特点：胆囊多缩小或正常，胆囊壁粗糙增厚，胆囊内胆液透声差，即有点状增强光点在无回声胆汁暗区内飘动。慢性胆囊炎常伴有胆囊结石、胆囊收缩功能障碍等。

3. 胆囊壁胆固醇结晶沉积症

胆囊的大小和形状通常是正常的。胆囊壁可能正常或略微增厚。胆囊中增强的光斑(光团)附着在胆囊壁上，后方无声影，也不会随着体位的变化而移动，增强回声一般不大于1 cm，其内无彩色血流信号。

4. 胆囊息肉

胆囊的大小和形状通常是正常的，有中等回声或高回声的结节在胆囊内，从胆囊壁向胆囊腔突出，主要位于颈部和底部。平均体积比胆固醇息肉大，基部更宽，可检测到有色血流信号。脉冲多普勒检测为低速和低阻抗动脉血流。

5. 胆囊癌

有多种类型的胆囊癌超声检查。①隆起型：胆囊内有低回声或不规则回声突起,呈结节状、覃伞状或圆球形,基底宽阔,边缘不规则,内部颜色信号多或丰富。②厚壁型:胆囊壁增厚不均,内壁凹凸不平,胆囊较硬,胆囊壁增厚,内有彩色血流信号。③混合型:胆囊癌兼有隆起型和壁厚型的特征。④实性肿块型:胆囊形态异常,胆囊内充满低回声或不规则实质肿块回声,常伴有结石回声,肿块实质内可能有彩色血流信号。这种类型大多是胆囊癌的晚期表现,最常见的是肝内直接转移灶及肝门转移性淋巴结肿大。

(二) 胆道疾病

1. 胆道结石

在胆总管腔内,出现强回声团,形态稳定,强回声团的明显清晰度与胆管形态一致。强回声团后有声影,胆管中有结石的常见扩张。如果存在结石嵌顿,结石部位上方的胆管扩张,随着身体位置的变化非嵌顿的结石有时会沿重力方向移动。

2. 胆管癌

胆管癌分为肿块型和浸润型。

肿块型:位置和形状固定的低回声或高回声实质肿块存在于扩张的胆管内,边缘不规则,高回声肿块后方无声影,实质回声肿块以上的胆管呈不同程度的扩张。

浸润型:肿块穿透胆总管壁,长入胆总管腔并充满胆总管腔,与胆总管壁无界。表现为远端胆总管突然变窄或截断,但无明显肿块。部分浸润性胆管癌病灶上方胆管壁明显增厚,内壁不规则,病变以上的胆管扩张,有时伴有肝内转移性病灶,肝门部转移性淋巴结肿大。

三、胰腺疾病

(一) 正常胰腺声像图

1. 形态

横切时,胰腺呈蝌蚪状、哑铃状或香肠状,边缘整齐光滑;纵切时,胰头呈椭圆形,胰体呈三角形,胰尾呈梭形或菱形。

2. 内部结构

胰腺内部呈均匀的小斑点回声,常比肝脏回声稍强,主胰管可显示,呈内径均匀、无饱满感的管道结构。

3. 大小

胰腺的大小通常通过切线来进行测量,一般胰头的厚度<2.5 cm,胰体、胰尾≤2.0 cm,主胰管内径为1~2 mm。

(二) 胰腺疾病超声诊断

1. 急性胰腺炎

胰腺的形状完整,同时具有弥漫性或局限性增加的同质性,并且通常边界不清。胰腺内部回声明显减弱,暗区似无回声,主胰管不清晰或轻度扩张,如果是坏死性胰腺炎,常伴有胰周积液。

2. 慢性胰腺炎

胰腺大小正常,略增大或缩小,胰腺轮廓不规则,常呈高回声,分布不均,常有不规则的低回声或高回声肿块。主胰管呈囊状或颗粒状。有时胰管回声增强,后部有回声影为胰管结石。如果胰腺内部和周围有无回声的暗区,则表明存在假性囊肿。

3. 胰腺癌

具体为以下三点。①胰腺癌所在的胰腺内有低回声肿块,边界不规则,轮廓不清,肿瘤常像蟹足样浸润周围组织。当肿瘤较大时,癌性肿瘤中心会出现液化、坏死,为混合性肿块。②胰腺癌压迫周围器官和血管,也可压迫胆管和胰管造成梗阻。例如,胰头癌可使十二指肠弯曲变宽。当胆总管受压时,肝总管、左肝管、右肝管、肝内胆管、胆囊、胆总管远端的主胰管均可扩大。胰颈癌使门静脉、肠系膜上静脉受压移位,胰体尾部癌使肝静脉及肠系膜上动脉移位,可能压迫胃、脾和左肾。③终末期胰腺癌、肝脏肿瘤转移、胰腺周围及腹主动脉旁出现转移性淋巴结肿大及腹腔积液。

四、脾疾病的超声诊断

(一) 正常脾声像图

1. 形态

脾在肋间呈半月形,外缘呈弓形,内缘为脾门。脾包膜是一种柔软的薄带回声。

2. 大小

脾肋间斜切面,脾的长度,即脾下极最低点到上极最高点间的距离,正常值≤12 cm。脾厚度测量脾门至外侧缘弧形切线的连线,正常值<4 cm,脾门处脾静脉内径<0.8 cm。

(二)脾疾病超声诊断

1. 脾大

脾肋间斜部脾厚超过4 cm或脾长超过12 cm即可诊断为脾脏肿大。脾肿大程度的评价:①轻度肿胀,仅脾脏直径大于正常值,但形态不变,脾下缘距左缘2~3 cm;②中度肿胀,除脾脏直径明显大于正常值外,脾沟消失,周围脏器受压移位,脾下缘超过脐水平,有时达盆腔。

2. 脾占位性病变

(1)脾囊肿。

单纯性囊肿表现为脾实质内单个或多个囊肿,壁薄而光滑,穿透性好,后回声增强。多囊脾常与多囊肾和多囊肝有关。假性囊肿主要位于脾囊肿下方,有薄的光点或回声带,壁增厚,钙化。包虫囊肿表达于子囊及孙囊的非回声区,可见强回声如头皮线。

(2)脾淋巴瘤。

超声的特点是单个或多个局灶性病变散布在具有明确边界的极低回声区域中,通常是系统性淋巴瘤的征兆。

(3)脾血管瘤。

超声检查结果类似于肝血管瘤,无明显的高回声团块、声影,可见血管进入,也可见血窦。

第二节 X线诊断

一、X线平片

腹部X线片常可显示阳性钙结石,表现为右上腹部大小不一、边缘密度高、中间密度低的圆形密球声影,形状如同圆形、类圆形、菱形或多边形;当堆成一堆时,可能看起来像一颗石榴籽或一粒沙子,或者可能比一个圆圈大或像一个异形高密度圆球。X线平片不能显示阴性结石。对于某些类型的肝脓肿和术后肝胆疾病,也可能显示残留的肝内胆管气体。

X线片一般不用于肝胆系统疾病的诊断,但阳性时常为进一步检查提供指导。

二、胆道造影

胆管造影包括术中胆管造影、T管胆管造影、经皮胆道造影。

术中胆管造影通常在术中探查或接近手术结束时进行。可显示肝脏内胆管和胆总管下部的位置和解剖结构,以及胆道系统或胆囊切除术中是否有结石或其他阻塞物。观察胆结石切除后的残留结石。

T管胆管造影是指在手术中留T管之前和引流一段时间后,在取出T管之前进行的检查。通过T形管注射造影剂以观察胆道中有无残留的胆结石、有无狭窄和Oddi括约肌的功能,以便于指导进一步治疗。

经皮胆道造影(PTC),常与经皮胆道引流术(PTBD)或胆道支架置入术同时进行,可明确胆道梗阻的位置、范围和性质,为降低黄疸水平做手术前的准备。对于胆总管结石,经皮胆道造影可显示圆形或类圆形,边缘光滑,多发或单发,可显示结石的形状、大小和数量。可以看到梗阻上方的胆道扩张。胆道系统的恶性肿瘤可以在血管造影术中看到。病变的位置出现不规则充盈性缺损,胆管基部偏心或同心,病变可进一步发展为胆管梗阻。梗阻端呈鼠尾形或不规则形。在堵塞部位上方可见胆管扩张程度不同;胰腺肿瘤常表现为胆总管下部狭窄或阻塞,也可出现胆总管受压移位等体征。

第三节　CT诊断

CT检查分为简单扫描、对比增强(CE)扫描和造影扫描。三相扫描是指使用高压注射器以 4 mL/s 的速度静脉注射 80~100 mL 含碘造影剂。注射开始后 20~23 秒进行首次全肝扫描,即动脉期;注射造影剂后,第二次全肝扫描在 40~50 秒,为门静脉期,第三次全肝扫描在注射造影剂后 2 分钟进行,为平衡期。

一、肝疾病的 CT 诊断

(一)肝囊肿

肝囊肿的 CT 表现是典型的,通常是单房性。影像学通常显示肝实质内呈圆形或类圆形低密度区,边缘锐利,轮廓清晰,囊肿内密度均匀。CT 值为 0~20 HU。强化后病灶囊不增强,由于周围有强化的肝实质,囊肿边界显得更明显,囊壁薄如线,有时不能显影。

影像学常可见肝实质内多个圆形或圆形低密度区,边缘锐利,边界清晰,囊肿内密度均匀,强化后病灶囊肿无强化。

(二)肝脓肿

肝脓肿不同病理分期在 CT 检查中表现出不同的影像学特征。

简单扫描显示圆形或类圆形的低密度肝实质病变,可能是多点边缘模糊。病灶中心为脓肿,密度均匀或不均匀,中心出现液化坏死后,变为更低密度灶。部分脓肿出现小气泡或气液面。在急性期,脓肿壁周围可能出现环状水肿。高级扫描中,典型的肝脓肿可显示脓肿的三层结构,即"环征";中心为液化坏死区,中层被肉芽组织包围并强化,呈明显环状强化脓肿壁,外围为过渡区,即水肿区域,与正常组织的边界模糊。低密度脓腔与环状强化脓肿壁及周围非强化低密度水肿形成所谓的"环状征"。脓肿内有"环痕"和小气泡是肝脓肿的特征性表现。

(三)肝海绵状血管瘤

单独 CT 扫描显示肿瘤呈低密度圆形、类圆形或大叶实质病变,边界清晰,密度均匀。CT 值约为 30 HU。少数病灶密度较低或可见钙化。高级 CT 扫描通常可以诊断肝脏海绵状血管瘤。在造影剂增强后 20~30 秒的动脉期,从肿瘤边缘可以看到造影剂增强的斑片状和结节灶。增强后的密度高于正常肝脏。随着时间的增加,从注射造影剂后 50~60 秒,进入门静脉期。对比增强的病灶相互融合并逐渐延伸至肿瘤中心。最后,整个肿瘤病灶得到增强。此时,增强的密度可逐渐降低并成为周围区域,正常肝实质为等密度区域,持续时间为10分钟或更长时间。整个对比度增强过程呈现出"早走晚走"的特点。

(四) 原发性肝癌

主要影像学特征如下。①单发或多发,圆形或半圆形,简单扫描可见肝实质内界限清楚或半透明的肿块。大部分肿瘤密度低,CT值比正常肝脏低20 HU左右,部分肿瘤密度与肝脏相近。通常病灶中央有坏死,可能有不规则区域和低密度,偶尔可见新鲜的高密度出血。②病灶周围有一低密度影带为假瘤。③增强CT检查显示动脉期早期强化,CT值迅速达到峰值;门静脉期,正常肝实质造影剂密度开始升高,肿瘤造影剂密度迅速降低;在该阶段平衡时,肿瘤的对比增强密度继续降低,并且明显增强。所有对比度增强显示"快进快退"标志。④若有血管侵犯或瘤栓形成,可观察到门静脉、肝静脉或下腔静脉扩张,强化后出现充盈缺损;胆道系统受损,导致胆管扩张;肝端口、腹主动脉和盆腔淋巴结肿大强烈提示淋巴结转移。大多数原发性肝癌可伴有肝硬化和门静脉高压的CT表现。

(五) 继发性肝癌

继发性肝癌多为多个结节,但也可为单个结节。

CT影像学特点如下。①肝实质内常可见许多小的圆形或类圆形低密度肿块,少数可为单个。一般肿块密度均匀,若有钙化或出血,则肿瘤内有高密度病灶。液化、坏死和囊性变在肿瘤中显示水样密度。②高级扫描显示动脉期边缘增强不均匀,门静脉期整个肿瘤均匀或不均匀强化。少数肿瘤中心低密度无强化,边缘高密度,周边有比肝脏密度略低的水肿区,形成所谓的"牛眼征"。有时肿瘤很小,可能会发生囊性变化,表现为边缘增强和壁厚不同的囊性病灶。

(六) 肝硬化

CT影像显示肺叶大小不成比例:少数肝硬化表现为全肝萎缩,多表现为尾叶和左肺叶肿大,肝炎后肝硬化。通常为右叶萎缩,有时表现为右叶叶片增大、左叶萎缩或尾部回缩。肝脏密度不均匀,肝脏可见结节状改变。

肝脏轮廓边缘凹凸不平,肝沟扩大。

发生门静脉高压症时,脾脏肿大,脾静脉和门静脉增厚,侧支血管出现曲折扩张。食管和胃静脉曲张可能表现为小的球形软组织肿块或CT上的弯曲带。食管壁的下端从表面突出。增强扫描可确认为血管阴影,也可见腹腔积液形成。

(七) 脂肪肝

根据脂肪浸润的程度可分为弥漫性和局灶性脂肪肝。

简单的CT扫描显示肝脏密度降低,低于脾脏。弥漫性脂肪浸润显示整个肝脏的密度降低,而局部浸润显示肝叶或肝段的局部密度降低。由于肝脏密度降低,肝脏内血管密度较高,显示清晰,但方向、排列、大小和分支仍正常,无压迫和移位。

二、胆道系统疾病的CT诊断

(一) 胆石症与胆囊炎

CT对胆结石、胆囊炎的准确诊断率较高。肝脏、胆外或胆囊可见单个或多个高密度影,圆形、多角形或淤泥状,其位置随体位变化而变化。胆总管结石可见于扩张的上胆管。在结石部位,扩张的胆总管突然消失,同时见到高密度结石呈"靶征"或"半月征"。阴性结石在CT检查时可显示为比胆汁密度高的结石影。

在急性胆囊炎中,胆囊可增大,直径 >5 cm,膀胱内可见结石,胆囊周围常有低密度环状水肿带或液体。高级扫描显示胆囊壁致密的环状内环,后部水肿或早期胆囊周围积液显示低密度外环。

慢性胆囊炎的特征是胆囊萎缩、膀胱结石和胆囊壁频繁增厚。一般认为,当胆囊充盈良好并增大时,胆囊壁厚度为3 mm即可诊断。胆囊壁钙化是慢性胆囊炎的特征性改变。

(二) 胆囊恶性肿瘤

CT影像学特征:扫描常显示胆囊增大或收缩。肿瘤分为3种类型:胆囊壁增厚、不规则或结节性增厚。胆囊腔内有一个或多个乳头状肿块,肿块底部的胆囊壁增厚,胆囊腔也可完全被肿瘤占据,形成软组织肿块,肝实质周围为低密度区。同时,可以看到胆总管受压、不规则变窄和过度扩张。常伴有胆结石。

(三) 胆管恶性肿瘤

临床上称为胆管癌,是指左、右肝管以下的肝外胆管癌,不包括肝内胆管癌。胆道梗阻更可能发生在晚期。肿瘤多发生于上胆管,占50%。

CT检查显示肝内外胆管均有不同程度扩张。中、下胆总管癌可见胆囊肿大和上胆管扩张。扩张的胆管在肿瘤部位突然变细或破裂,末端可见局部胆管壁增厚或软组织肿块形成。有时肝门区可能有淋巴结转移。

三、胰腺疾病的CT诊断

(一) 急性胰腺炎

急性胰腺炎的典型表现是密度轻度降低,胰腺周围常出现炎性液体,导致胰缘模糊,邻近大网膜增厚。水肿性急性胰腺炎病变较轻,而急性坏死性出血性胰腺炎胰腺肿胀明显,以上表现较为明显,胰腺密度不均。低密度区坏死,高密度区出血。增强成像显示非增强坏死;如有必要,CT检查应向下延伸至骨盆。当胰腺假性囊肿形成时,囊性低密度区域清晰可见。脓肿是胰腺炎的重要并发症,可能危及生命,CT图像与坏死区域相似,这是一种低密度局灶性病变。气体的出现是脓肿的特征。脓肿与假性囊肿鉴别。当鉴别困难时,针刺活检可进一步明确诊断。

(二) 慢性胰腺炎

表现为胰腺局部肥大或萎缩,胰管不同程度扩张,形成胰腺钙化。钙化呈致密点状阴影,沿胰管分布。合并假性囊肿形成时,表现为清晰的囊性低密度区,CT值接近水密度。

(三) 胰腺恶性肿瘤

由于胰腺癌是血供低的肿瘤,增强扫描时肿瘤不明显,但密度相对较低。胰头癌的常见体征是胰管和胆总管扩张形成"双管征",可伴有胰体尾萎缩或远端假性囊肿。胰腺癌的进一步发展会导致胰腺周围脂肪层消失,附近的血管可以移动或嵌入。转移可能发生在胰周、腹膜后、淋巴结和肝脏。CT可以提供更准确的胰腺癌术前分期,对手术评估具有更高的概率和准确性。术前有条件的患者应常规进行螺旋双相CT检查,以更清楚地显示病灶细节。

四、脾疾病的CT诊断

(一) 脾肿瘤

1. 海绵状血管瘤

CT扫描影像学特征是界限清楚的低密度肿块,可能有一些钙化。在高级扫描中可能类似于肝脏血管瘤,或者可能显示轻度和不均匀的增强。

2. 恶性淋巴瘤

CT扫描影像学特征主要有:①脾脏肿大;②可见1个或多个低密度病灶,轮廓不清;③增强断层扫描病变轻度不规则,正常脾实质边界清晰;④也可伴有腹膜后淋巴结肿大。

(二) 脾脓肿

CT扫描影像学特征显示圆形或类圆形低密度区域,见于单个或多个区域,CT值变化较大,通常<30 HU,边界清晰。强化后脓肿壁呈强化环状,有时脓肿密度不均匀或呈气体状。根据影像学表现并结合临床诊断,一般可确诊,但需注意与膈下脓肿和脾囊肿相鉴别。

(三) 脾囊肿

CT检查结果与肝、肾囊肿相似。通常为单个、圆形或椭圆形,轮廓清晰,CT密度低且均匀,CT值0~15 HU。由于外伤性囊肿内有出血和组织,囊肿内密度高于水,寄生性囊肿通常为囊壁可见的弧形钙化。

(四) 脾梗死

CT通常表现为楔形低密度影,尖端指向脾缘,边界清晰。

第四节　磁共振检查

一、肝疾病的MRI诊断

(一) 肝囊肿

MRI显示边缘光滑锐利,T1WI低信号,T2WI高信号圆形病灶。由于肝囊肿含水量在95%以上,T1和T2的舒张时间比海绵状血管瘤长。

(二) 肝脓肿

肝脓肿T1WI呈均匀或不均匀高信号,T2WI呈极高信号。T1WI上脓肿壁的信号强度高于脓肿壁,低于肝实质,呈较厚的环状区域,信号强度稍高,称为"晕征"。晕圈周围肝水肿在T2WI上呈明显强化。对比增强后脓肿壁呈环状强化。

(三) 肝海绵状血管瘤

海绵状血管瘤T1WI呈均匀低信号,T2WI呈均匀高信号。随着混响时间的延长,其信号强度越来越高。在肝实质低信号强度的背景下,肿瘤表现为一个焦点,边缘更锐利,就像一个电灯泡。随着瓦数增加,亮度增加,这就是所谓的灯泡。动态扫描在对比度增强后进行。肿瘤也从边缘开始增大,逐渐向中心扩大,最终填满整个肿瘤,形成高强度肿块。

(四) 原发性肝癌

T1WI肿瘤呈低信号或异位,出血性或脂肪性肿瘤呈高信号,坏死性囊变呈低信号。肿瘤在T2WI上显示轻微升高的信号,并且在大肿块时T1WI上的信号通常不均匀。假性囊肿在T1WI上显示肿瘤周围的低信号环。对比多相成像,肿瘤增强表现与CT相似。超顺磁性氧化铁增强后,正常肝实质的T2WI呈低信号,而肿瘤信号相对较高,从而提高了肝脏肿瘤的检出率。

(五) 继发性肝癌

它显示肝脏中具有清晰边缘的多个或单个肿瘤。T1WI通常显示均匀的低信号,T2WI显示略高的信号。少数肿瘤在T1WI上呈高信号,T2WI呈低信号,称为"圆形靶征"。T2WI周围约30%的肿瘤呈一环形高信号,称为"光环征"或"晕征",可能与水肿或周围血供丰富的肿瘤有关。

(六) 脂肪肝与肝硬化

轻度脂肪肝MRI可能正常。明显的脂肪肝T1WI和T2WI可能会增强肝实质信号,使用脂肪抑制序列扫描可能会降低肝实质信号。

肝硬化患者的肝体积、形态学改变,脾肿大和门静脉高压征象与既往CT描述的相同,并可同时看到因急性肝炎引起的肝实质内小血管分支、脂肪沉积或肝信号不均。T2WI 重建结节呈明显低信号,纤维间隔呈高信号;在 T1WI,由于组织成分不同,再生结节可表现为高信号、低信号或等信号,纤维间隔呈中等信号。

晚期 MRI 检查,重建结节主要由门静脉供血,动脉期未强化,可用于鉴别肝癌;先进的 MRI 门静脉成像可以清楚地显示门静脉和胃管静脉等侧支循环的全貌。

二、胆道系统疾病的 MRI 诊断

(一) 胆石症与胆囊炎

胆囊中的胆结石是 T1WI 和 T2WI 上无信号或低信号的病灶。在 T2WI 上,高强度胆囊可清楚显示低强度充盈缺损。对于胆总管结石,磁共振胰胆管成像(MRCP)可观察低强度结石及其位置、大小、形状、数量等。胆囊炎表现为胆囊增大和胆囊壁增厚。由于水肿,胆囊壁增厚在 T1WI 上呈低信号,在 T2WI 上呈高信号。

(二) 胆囊恶性肿瘤

与 CT 扫描结果相似,胆囊壁增厚,胆囊内有一实性肿块。T1WI 肿块周围的肝实质可形成不规则的高强度条带,提示肿瘤侵犯肝脏。还显示淋巴结转移和胆管扩张。

(三) 胆管恶性肿瘤

常规扫描表现与 CT 相似,胆管扩张 T1WI 呈低信号,T2WI 呈明显高信号。肿瘤在 T1WI 上呈低信号,在 T2WI 上呈不均匀的软组织肿块。MRCP 类似于 PTC,因为它显示扩张的胆管。它还显示胆管内不规则的软组织肿块,胆管异常变窄或阻塞。

三、胰腺疾病的 MRI 诊断

(一) 急性胰腺炎

胰腺肥大,T1WI 胰腺信号减弱,T2WI 增强,T1WI 脂肪抑制图像信号不均匀。高级扫描时不均匀增强。由于胰周脂肪组织水肿,胰腺边缘模糊。胰周积液 T1WI 呈低信号,T2WI 呈高信号。出血导致 T2 延长,T1 缩短。

T1WI 和 T2WI 呈高信号,并随血红蛋白的发展而变化。假性囊肿是具有长 T1 和 T2、边界清晰、壁厚和囊内信号可能不均匀的囊性病变。脓肿与假性囊肿相似,不易区分。

(二) 慢性胰腺炎

可显示胰腺大小和形状的变化,胰管颗粒状扩张,胰腺周围筋膜增厚。由于慢性胰腺炎的胰腺纤维化,它可以在 T1WI 和 T2W1 脂肪抑制图像上显示为低信号区域。在动态增强 MRI 上,纤维区未增强或增强不明显。慢性胰腺炎合并假性囊肿时,T1WI 显示局灶性囊性低信号区,T2WI 显示囊性高信号区。钙化是慢性胰腺炎的一个重要变化,但在 MRI 上难以识别。

(三) 胰腺恶性肿瘤

MRCP 可以看到胰腺形状和轮廓的改变、局部肿胀和不规则的轮廓。T1WI 肿瘤信号一般低于或等于正常胰腺和肝脏,坏死区信号较低,T2W1 信号略高且不均匀,坏死区呈高信号。使用 T1WI 加脂肪抑制和动态增强 GRE 测序来观察胰腺质量以获得更好的测试结果。MRI 可以清楚地显示肝内、外胆管以及扩张的胰管。它们在 T1WI 上显示低信号,在 T2WI 上显示高信号。MRCP 可以直观地显示胰管梗阻的位置、形状和程度。胰腺癌常侵犯周围区域,常发生血管和淋巴结转移。这些变化可以在 SET1WI 上清楚地显示出来,表现为受累结构的低强度变化或高强度脂肪组织背景下的淋巴结浸润和转移。SET1WI 脂肪抑制和实质期动态增强,T1WI 脂肪抑制成像可以清楚地显示淋巴结转移。

四、脾疾病的MRI诊断

(一) 脾肿瘤

可仅表现为脾脏弥漫性肿大,也可表现为单个肿块或多个大小不一、边界不清的圆形肿块,在脾上表现为不均匀混合信号。T1WI 和 T2WI,增强扫描焦点,轻度信号增强;脾脏低于正常值,通常呈"地图"状分布,可能与腹膜后淋巴结肿大有关。

(二) 脾脓肿

典型脾脓肿的脓腔表现为圆形长 T1 低信号和长 T2 高信号。强化后脓肿壁呈环状,厚而均匀,界限清楚,有时可见多结节增生。如果在脓肿腔内看到低信号气泡或不同信号强度的分层,则是脾脓肿的特征。

(三) 脾囊肿

MRI上囊内容物为均匀水样信号,增强后囊液及囊壁无强化表现,MRI不能显示囊壁的钙化。

(四) 脾梗死

MRI上梗死区的信号强度可根据梗死的长度有不同的表现。急性和亚急性梗死区域在T1WI和T2WI上分别为低信号和强信号。在慢性期,由于梗死区瘢痕组织和钙化,不同MRI序列有低信号变化。对于常规T1WI和T2WI难以诊断者,也可进行Gd—DTPA回波梯度增强扫描,维持呼吸急促,以进一步观察定性结果。

第五节　血管造影诊断

一、肝胆疾病的DSA诊断

(一) 原发性肝癌的DSA诊断

原发性肝癌可分为肝细胞型、胆细胞型和两者并存的混合型。大多数(超过90%)是肝细胞型。DSA可以显示原发性肝癌的形状、大小、分布和血供。其主要表现有以下几点。

1. 肿瘤血管和肿瘤

大多数肝细胞癌(HCC)的动脉分期染色可显示肿瘤血管粗细不均、形状不同、排列紊乱。在毛细血管阶段,由于造影剂在间质空间和肿瘤血管中积聚或残留,"染色"的肿瘤浓度可能与肿瘤的血液富集程度成正比。对于较大的肿瘤,肿瘤的中央部分血管化或坏死较少,中央染色可能会也可能不会染色肿瘤。胆管癌有时也表现为肿瘤染色。

2. 动脉推移

这种疾病在较大的肿瘤中更常见。与肿瘤相邻的动脉及其分支呈弧形,可呈"抱球"状环绕肿瘤,称为"抱球征"。尤其是大肿瘤常伴有肝脏肿大,可占满肝动脉、胃十二指肠动脉等。

3. 动脉不规则僵直或中断

由于肿瘤包埋或浸润动脉所致,常见于富含纤维组织、多血供性巨块型肿瘤。

4. 血管湖或血管池

造影剂呈湖样或池样聚积,开始于动脉期而消失慢,但其分布无规律性且常不能持续显影达静脉期,而有别于肝海绵状血管瘤。

5. 动、静脉瘘和瘤栓

多为肝动脉和门静脉瘘,肝动脉瘘少见。肝门静脉瘘分为外周型和中心型。外周型主要表现为与动脉平行的门静脉分支的动脉期,称为"双线征"。中央型中,除动脉期门静脉早期表现外,肝门附近可见排列不规则、弯曲、扩张的网状阴影,切除门静脉后显现肿瘤。肝动脉瘘主要表现在相邻肝、肝静脉的动脉期,几乎垂直穿过肝动脉,然后可见静脉。门静脉肿瘤栓塞可表现为门静脉异常充盈缺损,也可在缺损边缘形成明显的弧形,称为"口征";或在动脉期通过门静脉的几条线状血管,称为"流动样征";以及门静脉增厚、门静脉发育不全等征象。还可以看到侧支循环。

6. 肝实质像

由于肝癌多数有肝动脉供血,在实质期表现与正常肝组织不同,瘤体在实质期可呈现为富血状(肿瘤染色);腹腔动脉造影后期(门静脉期)可表现为乏血供的充盈缺损影。

7. 侧支供血

它主要发生在动脉化疗后。通过肝动脉闭塞建立侧支血供,因此血管造影可以看到相应侧支循环的形成。例如,下动脉为肝脏左、右、后叶肿瘤供血,骶动脉为右前叶肿瘤供血。研究表明,当腹主干和肝动脉重新连接时,最多可以为26种肝动脉供血。

(二) 肝转移瘤的DSA诊断

1. 富血供的肝转移瘤

原发性肿瘤主要是分泌激素的肿瘤,如甲状腺癌和肾上腺癌。可见大而无序的肿瘤血管和致密的肿瘤染色。肿瘤染色有时呈圆形。当肿瘤足够大时,可以压迫相邻的动脉分支。早期静脉可见,但肿瘤血栓形成罕见;当肿瘤中心有坏死或囊性转化时,除呈环状或轮胎状肿瘤染色外,还可出现水坑填充对比。类似于肝细胞癌的孤立血供丰富的转移瘤。

2. 血供中等的肝转移瘤

原发灶多为乳腺癌、结肠癌等。肿瘤血管纤细构成网状,肿瘤染色不如富血供者浓密,常呈薄环状或蜂窝状。

3. 乏血供的肝转移瘤

原发灶多为肺癌、胃癌等,无明显肿瘤血管和肿瘤染色,较大的肿瘤有时可见肝动脉推移,肝实质期可见大小不一的类圆形充盈缺损。

(三) 肝海绵状血管瘤的 DSA 诊断

肝海绵状血管瘤肝血管造影的主要表现:供血动脉增厚,巨大肿瘤压迫周围血管呈弧形移位,出现"气泡征";早期动脉肿瘤边缘有点"悬挂标志";在静脉期,肿瘤向中心扩散,密度均匀,轮廓染色清晰;肿瘤染色持续到实质阶段后期。整个血管造影成像过程显示了所谓的"早出晚归",即病变迅速出现然后消失。

二、胰腺疾病的 DSA 诊断

胰腺的 DSA 检查主要用于确定胰腺肿瘤的位置、判断小胰腺癌的手术切除可能性及有无血管受侵及其范围等。

(一) 胰腺癌的 DSA 诊断

完整的胰腺血管造影应包括脾、肝、总动脉和十二指肠动脉的血管造影、胰血管造影和肠系膜血管造影。大多数胰腺癌的血液供应量低,因此几乎没有肿瘤斑点或许多新血管。在胰腺癌的病灶中,可见血管变硬,血管受侵,血管壁出现锯齿状或刀状改变,小血管可缩小或消失。邻近的大血管可有管腔狭窄、不规则充盈缺损或主干管腔内闭塞,以及未解决的血管代偿性增厚。胰腺中的小动脉可能会被阻塞,而胰腺中会出现大量不规则的血管。胰腺癌往往是侵袭性的,通常不会出现血管受压和移位,动、静脉瘘很少见。

(二) 胰岛细胞瘤

许多不同类型的胰岛细胞瘤具有相似的DSA表达。DSA检查可用于寻找病变,确定它是否是胰岛细胞肿瘤,并在检查血管以确定激素水平的同时从目标器官采集血液样本。胰岛细胞瘤主要是血源性的,血管造影显示供血动脉和引流静脉增厚,肿瘤可能出现染色。胰岛细胞瘤呈网状血管分布,而较大的肿瘤呈不规则分布,也可能存在动脉病变。

(三) 慢性胰腺炎

血管造影术对于区分慢性胰腺炎和胰腺肿瘤具有一定意义。在早期阶段,动脉可能不规则增厚、扭曲或呈颗粒状,主要位于胰头。随着病情的发展,后期可能会出现血管狭窄和闭塞,胰腺区域可能会出现稀疏的血管。一些慢性胰腺炎患者可能会出现假性动脉瘤,主要发生在脾动脉。胰腺假性囊肿形成后,可见囊肿区无血管,邻近动脉移位;动脉收缩时囊腔内可见染色。若存在胰腺脓肿,病灶周围可见压迫移位,病灶内无血管,病灶周围可见环状染色带。

(四) 胰腺囊腺瘤

胰腺囊腺瘤包括小的囊性腺瘤和黏液性囊肿。肿瘤主要位于胰体和胰尾。它们是出血性肿瘤,有明显的肿瘤染色,静脉恢复增粗,有时有新血管,但没有血管侵犯,偶尔有动脉瘘管形成。后部主要位于胰体和胰尾,血供丰富,可见新生血管,血管侵犯少见。

三、脾疾病的DSA诊断

(一) 脾动脉瘤

DSA在诊断脾动脉瘤方面具有独特的优势。脾血管造影显示脾动脉主体增厚,动脉瘤普遍充盈;当肿瘤内可见血栓时,肿瘤染色不均匀;如果血栓充满肿瘤,则不能进行血管造影。

(二) 脾动脉栓塞

DSA检测有助于诊断脾动脉栓塞及其潜在疾病。脾血管造影显示脾动脉突然切断或变长。在肿瘤栓塞脾动脉的情况下,也可能有动脉壁侵犯和动脉移位的迹象。远端动脉扩张阻塞,可见侧支循环;实质期脾脏染色不均匀,静脉期门静脉不发达。

(三) 脾梗死

脾梗死的典型动脉造影表现为脾动脉或其分支的中断,梗死区呈三角形无血管区;若阻塞的部位位于某分支的起始部,则可能见不到脾动脉的中断,而仅能见到无血管区。陈旧性脾梗死的无血管区缩小,常为不规则形。

(四) 脾破裂

脾血管造影可以确认脾破裂的存在、范围和类型。血管造影的效果取决于病变的范围和方法。脾横裂伤表现为脾肿大,脾内支血管退化、拉长或充盈不良。在实质阶段,可以看到小的不规则颜色的病灶,局部性或弥漫性,可以看到早期的静脉。如果脾脏或脾下有血肿,血管造影显示体积增大,血肿周围的动脉呈球形,血肿表现为无血管区域。如果有活动性出血,可以看到造影剂溢出到无血管区域。在实质相可以看到静脉。脾脏破裂和囊性病变的患者可能没有脾脏体积增加。在血管造影期可以看到造影剂直接溢出到腹腔中。脾脏及邻近血管可被硬膜外血肿压迫移位,脾脏呈三角形缺损。

(五) 脾肿瘤

DSA 可以发现非常小的脾肿瘤,尤其是海绵状血管瘤。良性脾肿瘤的血管造影取决于血管系统的范围。在动脉阶段,血管在肿瘤周围分支。一些血供丰富的肿瘤可能会出现大量网状新血管。较少血管肿瘤的实质阶段可能表现为充盈缺损。脾海绵状血管瘤的血管外观与肝脏海绵状血管瘤相似。

血管造影对脾脏恶性肿瘤的检出率很高。血管造影可显示脾动脉增厚、脾动脉破坏、未成熟静脉、膨出征象和肿瘤染色等特征。脾转移瘤主要表现为脾脏及无血管区周围血管分支受压,新的肿瘤血管围绕并染色病灶环。

第四章　麻醉与围术期重症监护

第一节　常用麻醉方法介绍

一、全身麻醉

全身麻醉根据药物进入体内的方式可分为吸入麻醉和非吸入麻醉，非吸入麻醉又可分为静脉麻醉、直肠麻醉和肌肉内麻醉。

(一) 吸入麻醉

吸入麻醉是通过气道吸入麻醉剂，进入肺泡血液循环产生麻醉效果。肺泡的表面积很大，所以麻醉剂蒸气被吸收到血液中的面积也很大。由于空气只能从呼吸道吸入，并从呼吸道快速排出，因此吸入麻醉控制最为灵活和主动，这也是吸入麻醉成为全身麻醉最主要方法的原因之一。

1. 吸入麻醉的方法和优缺点

吸入麻醉的方法一般被分成以下4种：开放式、半开放式、半紧闭式及紧闭式。

(1)开放式吸入麻醉。

这是吸入麻醉最简单的方法。患者的呼吸不受麻醉装置的影响，吸入的麻醉气体可以自由进出大气，患者呼出的二氧化碳不会被重新吸入，所以称为吸入不重复。

开放式吸入麻醉最常用的方法是开放式滴注法，仅适用于挥发性液体麻醉剂。另一种方法是通气，它使用空气通过充满挥发性麻醉剂的雾化器，将麻醉剂蒸气吹入患者的口咽以维持麻醉。此外，通常用于小儿麻醉的T管方法是开放式麻醉。

吸入麻醉方法的优点是操作简单方便，不易造成麻醉过深，安全性好。

主要缺点是只适用于乙醚麻醉,而且麻醉剂价格较贵,麻醉剂逸出会污染环境,麻醉深度不易控制和稳定,导致患者散热,降低患者体温。

(2)半紧闭式及半开放式吸入麻醉。

部分麻醉患者呼出或吸入的空气受到麻醉装置的影响,从而导致部分呼出的空气被反复吸入。如果多次吸入二氧化碳达到体积的1%,称为半紧闭式麻醉,如果多次吸入二氧化碳少于体积的1%,称为半开放式吸入。

这种方法的优点是麻醉深度容易保持均匀,呼气压力可以调节,吸入时保持蒸气量。缺点是耗气量大,难以达到更深层次的麻醉。

(3)紧闭式吸入麻醉。

其原理是在麻醉通气系统中安装二氧化碳吸收器,使麻醉状态下患者呼出的二氧化碳被吸收并麻醉。因为患者吸入和呼出的气体完全由麻醉装置控制,留在机器中的氧气和麻醉气体可以继续输送给患者并由患者使用。

这种方法的优点是可以控制患者的呼吸,麻醉量小,麻醉深度容易控制,呼吸频率与外界完全隔绝,热量和水分流失少。缺点是需要专用设备和专业技术人员。

2. 常用的吸入麻醉药物

(1)安氟醚。

它是一种无色透明的挥发性液体。性能稳定,即使暴露在碱石灰和紫外线下也不分解。它的分子量为184.5,血气分配系数为1.91,油气分配系数为98.5,MAC为1.68%。安氟醚会导致中枢神经系统、循环系统和呼吸系统逐渐受到抑制;脑电图显示高电压、慢波。当浓度增加时,心肌受到抑制,血压会因血管舒张而下降,潮汐流量会减少。容积和呼吸频率增加,肺顺应性降低。安氟醚麻醉期间血浆醛固酮浓度增加,但对皮质醇、胰岛素、ACTH、ADH和血糖没有影响。

优点:化学性质稳定,无爆炸危险;起效快,恢复快,恶心呕吐减少;分泌物增加,对呼吸道无刺激;肌肉放松良好;可与肾上腺素合用。

缺点:对心肌有抑制作用,当安氟醚浓度高、$PaCO_2$低时,患者可能出现惊厥,深度麻醉时,呼吸循环功能明显受到抑制。

（2）异氟醚。

异氟醚是安氟醚的异构体，化学性质稳定，不受紫外线和碱石灰的破坏，血气分配系数为1.48，MAC为1.15%。它的唤醒速度比氟烷和安氟烷稍快。中枢神经系统抑制与剂量有关。如果异氟醚血气分配系数小于1.6，MAC则在低$PaCO_2$条件下脑血流量不会增加，从而防止颅内压升高；与安氟烷和氟烷相比，对心脏功能的抑制较少；剂量相关的呼吸抑制；能引起足够的肌肉松弛，并可能增强琥珀胆碱的作用，但安氟醚和氟烷没有这种作用。

优点：苏醒快，不呕吐；无火灾爆炸危险；无呼吸道刺激，分泌物增加；肌肉放松良好；心率稳定，可使用肾上腺素；对心输出量影响小。

缺点：价格昂贵。

（3）七氟醚。

七氟醚为无色透明、有香味、无刺激性液体，临床浓度不易燃易爆；但如果氧气中七氟醚的浓度达到11%，笑气中的浓度达到10%，仍然会发生火灾。七氟醚的血气分配系数为0.63，油气分配系数为55。

七氟醚的化学性质不够稳定。暴露于碱石灰可产生5种类型的分解代谢物（P~Ps）。分解代谢物的形成与温度有关。在室温和40℃下仅产生P，它存在于七氟醚中，杂质少，麻醉作用弱，对身体无伤害；剩余的分解产物只有在温度高于45℃时才会出现，P对人体的毒性未知。

七氟醚能抑制中枢神经系统脑网络结构中各种神经活动，并且具有剂量依赖性；对循环功能有轻微抑制作用，不增加心肌压力，不易引起心律失常，不增加气道分泌物，也不会引起支气管痉挛；患者觉醒快，体内代谢率低，能为安全吸入麻醉剂提供条件。

优点：触感快，没有难闻的味道，容易掌握麻醉深度。

缺点：在碱石灰存在下不稳定。

（4）氧化亚氮。

俗称笑气。它是一种无色、甜味、无刺激性的无机气体，血气分布系数为0.47，油气分布系数为1.4。虽然氧化亚氮本身不易燃，但与易燃麻醉剂混合时可助燃。MAC为105%，麻醉作用较弱，吸入30%～50%氧化亚氮有镇痛作用，吸入80%以上有麻醉作用。它对呼吸和循环系统没有抑制作用。不良反应：连续吸入超过 $3\sim4$ 天，骨髓涂片红细胞进行性失调；增加体内气体的体积；弥漫性缺氧等。

优点：只要不引起缺氧，氧化亚氮无毒害作用；麻醉诱导和快速恢复；镇痛作用强，不刺激气道黏膜；防火。

缺点：麻醉较弱，使用高浓度时容易发生缺氧。

(二) 静脉麻醉

将一种或多种药物以达到全身麻醉的剂量注入静脉的方法称为静脉全身麻醉。与吸入麻醉相比，静脉麻醉起效快；麻醉诱导无痛，患者愿意接受；不会引起呼吸道刺激；不需要笨重的设备，可以采用简单的注射方法；除非使用更大的剂量，否则静脉麻醉患者通常会很快清醒。

近年来，开发的一些新型静脉麻醉药对受体具有较高的特异性，使得静脉麻醉药的特异性更高。但静脉麻醉也存在气道管理困难、麻醉剂抑制自主呼吸、手术过程中微血管扩张和伤口出血增加等问题。此外，在许多情况下，患者更容易受到静脉麻醉药的影响，例如休克、严重贫血和尿毒症等。在这些情况下，应显著减少静脉麻醉剂的用量，并应避免使用某些药物，如硫喷妥钠。

(1)静脉麻醉的方法和优、缺点。

目前，静脉麻醉不像吸入麻醉那样容易分类，其操作也可能因麻醉师的习惯或经验不同而有所差异。简单地分为3种，即分次注射法、连续注射法和单次注射法。

分次注射法是最常见的麻醉方法，即根据麻醉剂的深度间歇性静脉注射麻醉剂溶液。但由于血液中局麻药浓度随注射时间而波动，麻醉深度不稳定。这种方法通常只用于短期手术的麻醉（只适用于半小时内的手术）或插管时的麻醉。

连续注射法是将较轻的麻醉药液连续注入静脉，以维持麻醉状态。理论上，这种方法可以保持相对恒定的麻醉深度，但由于目前的麻醉剂都有不同程度的积累，如果注射速度保持恒定，麻醉的程度随着时间的推移而增加。因此，该方法主要用于辅助麻醉，如辅助腰麻、神经阻滞麻醉或局部麻醉不足，以保持患者安静。

单次注射法是通过静脉一次快速注射一定量的局麻药,在短时间内引起深度麻醉,麻醉后暂时严重抑制特定反射的方法。效果被体内的麻醉剂破坏或重新分布并迅速减弱。该方法主要用于麻醉诱导或插管。

(2)常用的静脉麻醉药物。

1)硫喷妥钠:一种淡黄色无定形粉末,有苦味和硫磺气味。2.5%~5%水溶液的pH为10.6~10.8,呈强碱性,水溶液不稳定。影响中枢神经系统,小剂量镇静催眠,大剂量麻醉。其主要作用在大脑皮层和网状结构中,能增加大脑皮层神经元的兴奋性,故具有抗惊厥作用。临床剂量的硫喷妥钠可增加脑血管阻力,使脑血流量降低约48%,颅内压降低约50%;对呼吸中枢有明显抑制作用;对循环系统也有抑制作用,尤其是对左心室有直接抑制作用;硫喷妥钠的临床剂量对肝功能没有显著影响。Oddi括约肌在麻醉状态下松弛,容易发生反酸和误吸,甚至导致窒息。

硫喷妥钠是目前使用最广泛的麻醉剂,其优点是麻醉迅速、患者舒适等。临床运用:2.5%硫喷妥钠5 mg/(h·kg)静脉注射,成人一般不超过500 mg;小儿基础麻醉1520 mg/kg肌内注射至臀部深处。

2)异丙酸:又称丙泊酚,这是一种新型静脉麻醉剂,其特点是速效,作用持续时间短。丙泊酚基本上不溶于水,目前制剂是一种含有大豆油、卵磷脂和甘油的液体乳剂。静脉注射丙泊酚后,作用快速稳定、时间短,恢复快而彻底,无欣快感。没有不自主的肌肉运动、咳嗽和打嗝等不良反应。与相同量的硫喷妥钠相比,丙泊酚几乎没有抗惊厥和抗胆碱能作用。对心血管系统有一定的抑制作用,丙泊酚麻醉时血压下降主要是由于外周血管阻力下降所致。外周血管扩张和阻力降低的程度甚至大于同等剂量的硫喷妥钠。呼吸系统轻度抑制,呼吸浅而缓慢,潮气量减少,呼吸有时停止。对喉部反射有一定抑制作用,极少发生喉痉挛,不影响肝肾功能。

临床应用:平均诱导剂量为2 mg/kg,1.5 mg/kg对补充芬太尼等麻醉镇痛药的人或老年人用1.5 mg/ kg就足够了,2.25 mg/ kg对患病的年轻人更合适。在麻醉维持阶段,可采用连续静脉注射或间歇注射,所用剂量因复方药物种类而异。对于术前接受镇痛治疗的患者,以6 mg/(kg·h)的速度持续静脉滴注可达到理想的手术条件。

3)咪唑安定:也被称为咪达唑仑,商品名苏美南,是目前临床上唯一的水溶性苯二氮䓬类药物,肌内注射后很容易被吸收。因为它是亲脂性的,可以快速穿过血脑屏障。咪达唑仑具有苯二氮䓬类药物常见的作用,如抗焦虑、肌肉松弛、抗惊厥、催眠。对中枢苯二氮䓬受体的亲和力是地西泮的2倍,因此其效力为地西泮的1.5~2倍。

咪达唑仑有一定程度的呼吸抑制作用,与剂量有关。它对普通人的心血管系统有轻微的影响。临床应用:作为麻醉前用药,肌内注射5~10 mg;静脉注射0.1~0.4mg/kg诱导全身麻醉;作为局部麻醉和局部麻醉的辅助药物能有效提高局麻癫痫发作阈值,效果优于地西泮;对于需要在重症监护室进行机械通气的患者,咪达唑仑可使患者保持镇静,防止躁动。

(三)直肠麻醉

直肠麻醉其实更准确的叫作"直肠扩张法",因为直肠扩张法没有什么特别的优势,所以近年来在临床上几乎不再使用。然而,使用直肠作为给药途径仍然是基本麻醉操作的极好给药方法。

二、椎管内阻滞麻醉

椎管内阻滞麻醉分为两种方法:蛛网膜下腔阻滞麻醉(脊髓麻醉)和硬脊膜外间隙阻滞麻醉,后者还包括骶管阻滞麻醉。

(一)蛛网膜下腔阻滞麻醉

将麻醉剂注入蛛网膜下腔。麻醉剂通过作用于蛛网膜下腔中的脊髓分支的神经根来阻断一些神经,这种类型的麻醉称为蛛网膜下腔阻滞,传统上称为腰麻。

1. 蛛网膜下腔阻滞麻醉的分类

根据麻醉的方法、范围或功能,蛛网膜下腔阻滞麻醉可分为以下几类。

一次性蛛网膜下腔阻滞麻醉注射法是将麻醉剂一次注入蛛网膜下腔靶区,诱导一定时间的麻醉。这种方法的优点是简单易行,缺点是麻醉时间有限。

连续蛛网膜下腔阻滞麻醉旨在解决单次注射法的缺点。用穿刺针将导管插入蛛网膜下腔,并通过导管注入少量局麻药。也可以使用微型泵来达到连续注射的目的。因此,这种方法称为连续蛛网膜下腔阻滞麻醉。这种方法操作烦琐,目前很少使用。

间歇性蛛网膜下腔阻滞麻醉使用一定剂量或浓度的麻醉剂来麻醉身体的某个部位而不影响其他部位。这种方法的优点是非手术野不会受到麻醉剂的影响。

单侧蛛网膜下腔阻滞麻醉利用麻醉剂的比重,将麻醉剂的主要部分集中在蛛网膜下腔的一侧,因此麻醉作用主要限于身体的一侧。

蛛网膜下腔中不同类型的神经对局部麻醉剂的浓度有不同的反应。

利用局麻药浓度与神经类型的关系,只有交感神经麻痹,其他神经不受影响。达到特定的诊断或治疗目的。

2. 麻醉前准备

蛛网膜下腔阻滞麻醉前准备包括:①术前禁食12小时,术前一日晚最好灌肠;②麻醉前镇静药量要重,阿托品不能省,可减轻蛛网膜下腔阻滞反应;③麻醉医师术前准备麻醉剂、氧气、气管插管、急救药品等复苏设备。

3. 操作方法

穿刺点成人不应高于L2,儿童不应高于L3。蛛网膜下腔在此处最宽,脊髓形成其末端纤维,穿孔更可能成功。

最常用的穿刺体位是侧卧位。手术台应平整,患者双腿弯曲,膝盖尽量靠近上腹部。在头下放一个枕头,弯曲脖子并拱起背部,尽量使下颌靠近胸壁。用双手握住腿或将其放在腿上。整个脊柱弯曲。胸部向下,腹部向内,最好将双脚放在手术台上,低头,双手放在膝盖上。

操作方法:打开腰包,戴无菌手套,严格消毒,消毒范围符合要求,从腓骨下角到尾骨尖。穿刺点使用0.5% ~ 1%普鲁卡因,穿透皮下肌肉、下脊柱、筋膜韧带。

用左手拇指和示指固定皮肤,右手握针,戳针。当针尖穿透静脉韧带时,将手切换到针头。左手握针,右手握针柄。将针头垂直于患者背部向前推并挤压左手背。将针头插入患者皮肤并压入,确保腰椎穿刺不用太大力进入蛛网膜下腔,以免伤及脊髓。针刺入黄韧带后,阻力增大,突然阻力消失(先失感),说明针已进入硬膜外腔,然后穿过硬脑膜和蛛网膜,阻力再次消失(第二记忆),即进入蛛网膜下腔。注射前取出针芯,有清澈的脑脊液流出。

4. 注意事项

注射腰麻后10分钟内,注意改变麻醉水平,积极调整体位,控制合适的麻醉方案。注射后30分钟内,应定期检查血压和脉搏,同时监测呼吸和表情。

注射后、翻身和仰卧时,应立即对患者进行穿刺和补液,以免发生低血压。当血压下降时,应加大输液速度,静脉或肌内注射麻黄碱15~30 mg,戴面罩吸氧。如果麻黄碱效果不好,改用静脉注射0.3~0.5 mg Neophrine。

头痛通常在麻醉剂用完后24小时内出现,在2~3天内最严重,并在7~14天后消失,通常归因于脑脊液通过孔丢失。预防方法:选择细针,麻醉剂浓度不要太高;手术期间适当补充液体;麻醉后休息6~8小时。头痛严重者,可采用针灸、镇痛药等。如有尿潴留,患者应改变体位,自行排尿。必要时导尿。

神经麻痹很少见,可能与高药物浓度和术中低血压引起的阻塞和血栓形成有关。使用时要注意药物的浓度和纯度。

5. 蛛网膜下腔阻滞麻醉的优、缺点

蛛网膜下腔阻滞麻醉的主要优点是操作简单、方便,设备简单,患者清醒,能更好地配合手术,肌肉松弛好。主要缺点是经常发生麻醉后反应。

(二)硬脊膜外间隙阻滞麻醉

将麻醉剂注入硬膜外腔以阻断脊神经根并暂时麻痹内部区域,称为硬膜外神经阻滞麻醉,又称硬脊膜外间隙阻滞麻醉。

1. 硬脊膜外间隙阻滞麻醉的分类

根据脊神经阻滞部位的不同,硬脊膜外间隙阻滞麻醉可分为高颈硬膜外间隙阻滞麻醉、胸中段穿刺阻滞麻醉、颈神经麻醉和上胸椎神经麻醉3种,适用于甲状腺、上胸椎、四肢和胸部手术。

2. 术前准备

术前准备同蛛网膜下腔阻滞麻醉。

3. 麻醉方法

穿刺部位的选择原则上在麻醉范围的中点,但麻醉范围的确定必须考虑局麻药在硬膜外室的扩散特性和手术需要。

4. 注意事项

硬膜外阻滞麻醉必须小心谨慎,如果硬脑膜穿孔且存在脑脊液,一般应放弃此方法。塑料硬膜外导管采用连续法,硬度适宜,不易折断或穿孔硬膜,同时可观察导管内是否有出血。合适的导尿深度为3~5 cm,不宜太深。服药前,观察有无液体和血液倒流。

一旦出现硬膜外间隙出血,应立即停止手术并密切注意,如不能自行止血,可用生理盐水加少量肾上腺素冲洗硬膜外腔,如止血后给予药物治疗。可以注射,否则不应更换或修改穿刺点。

穿刺成功后,必须建立一个自由的静脉通路。应用诱导剂量后,应注意防止血压急剧下降。低血压的治疗与蛛网膜下腔阻滞麻醉相同。

在麻醉期间密切注意呼吸控制,尤其是在给予诱导剂量后30分钟内。如果麻醉水平面超过胸腔水平出现呼吸抑制,必须使用面罩吸入氧气或呼吸支持,并必须随时记录呼吸状态。出现呼吸缓慢、气短、心悸、胸闷、恶心和呕吐等症状的患者通常是全身麻醉迹象。

除了提供即时的呼吸辅助,还要监测循环系统的状况、维持血压,以及准备急救,如插管等。

注意监测心率,如果心率低于50次/分,应调整麻黄碱或阿托品剂量。用量一定要科学准确,需谨慎。加药时间应在开始第一次用药后30分钟,剂量应为第一次用药的1/2~1/3。药物要温和,剂量要小;低水平面手术药物浓度一定要加大剂量。

5. 硬膜外阻滞麻醉的优、缺点

优点:硬膜外阻滞麻醉有很多优点,包括以下几点。①可以建立从下颌下骨到脊柱的所有脊神经阻滞,除头部以外的所有手术都可以,并且大多数麻醉问题可以通过各种临床手术来解决。②根据手术部位的不同,可以选择不同的穿刺部位,以控制脊神经阻滞。不同浓度的麻醉剂可用于阻断感觉和运动神经。③与蛛网膜下腔阻滞麻醉相比,循环干预程度要小得多,进展缓慢,给循环系统足够的时间来代偿。因此,即使在一般条件苛刻的情况下,仍然可以考虑使用。④能很好地放松肌肉,适合腹部手术。⑤局麻药浓度适宜,可进行高强度硬膜外阻滞麻醉,呼吸肌不麻痹,适用于胸、上肢及颈部手术。⑥麻醉时间可根据手术需要任意延长,部分情况下可在术后留置导管数日,以缓解术后疼痛或进行特异性治疗。⑦手术时患者处于清醒状态,对代谢、肝肾功能影响小,术后并发症少,便于护理。⑧所需设备简单。

缺点:技术操作难度大、要求高,当错误的药物注入蛛网膜下腔时,短时间内可能会出现呼吸停止、意识丧失和低血压。

三、局部麻醉

使用阻断神经传导的药物(或其他方式)将麻醉限制在身体的特定部位,称为局部麻醉。当感觉神经传导受阻时,疼痛和局部感觉受到抑制或消失;当运动神经受阻时,肌肉运动减弱或完全放松。根据局部麻醉的方法,可将其分为以下几类。

(一) 表面麻醉

当麻醉剂与黏膜或皮肤直接接触时,会发生局部麻醉并阻塞黏膜或皮肤的神经末梢。根据麻醉方法的不同,有喷雾表面麻醉法、表面麻醉剂充填法、表面麻醉剂涂片法等不同名称。它通常用于眼睛、鼻腔、喉咙、气管和尿道的浅表或内窥镜手术。临床上最常用的麻醉剂是可卡因、利多卡因和丁卡因。

(二) 局部浸润麻醉

通过手术切口将麻醉剂注入组织并阻断组织神经末梢进行麻醉的方法称为局部侵入麻醉。这种方法适用于体表麻醉和检查或手术干预,可以防止感染或肿瘤的扩散。

(三) 局部区域阻滞麻醉

在手术周围注射麻醉剂,阻断通向手术和来自手术的神经末梢,使手术区域具有麻醉效果,称为局部阻滞麻醉。此方法主要用于切除小肿瘤等手术。

(四) 神经阻滞麻醉

在神经干周围注射麻醉剂,以使神经所在区域产生局部麻醉效果,称为神经阻滞麻醉。神经阻滞麻醉是较常用的麻醉方法之一,只要手术部位仅限于一根或一定数量的神经干(丛)且阻滞持续时间长,即可进行手术。

(五) 神经节阻滞麻醉

在神经节附近注射麻醉剂,阻断神经节的传导功能,使穿过神经节及其分布区的神经被麻醉,称为神经节阻滞麻醉。常用的是球形神经节阻滞法和各种交感神经节阻滞法等。

(六) 静脉局部麻醉和骨髓内局部麻醉

将止血带置于四肢,在远端静脉穿刺一个孔,将麻醉剂注入四肢静脉。麻醉剂可进入血管接触神经,引起四肢局部麻醉,称为静脉局部麻醉。 此法适用于肘或膝以下四肢的短期手术。 在静脉局部麻醉期间使用纱布时,注意不要引起局部麻醉剂的中毒反应。为防止松开纱布后突然大量麻醉剂进入循环系统,注射后15分钟内不得松开纱布。建议在节流阀突然松动和降压时间歇放气。

由于抽血后很难穿刺静脉,因此也可以通过腰椎穿刺麻醉四肢,这被称为髓内局麻。除穿刺部位不同外,其他治疗方法与静脉局部麻醉基本相同。

第二节　特殊麻醉方法介绍

一、控制性降压

(一) 目的和主要适应证

控制性低血压是一种麻醉技术,它使用多种方法和药物,有意识地将患者置于暂时的低血压状态。 好的手术设备可以顺利完成复杂精细的手术。 降低患者血压的目的:①减少手术部位出血,使手术部位更加开放;②降低动脉内压,促进血管夹层;③降低动脉压,减轻高血压危象,保证患者手术安全。目前,控制性低血压主要用于颅内动脉瘤手术、内耳手术、先天性导管结扎手术、嗜铬细胞瘤切除术和甲亢手术等。

(二) 实施方法

控制性低血压通常使用全身气管内麻醉和血管扩张剂或神经节阻滞剂来降低血压。目前,它倾向于与许多方法和药物一起使用。导管结扎术等降压时间较短的手术,可在吸入麻醉下单次静脉注射三磷酸腺苷或硝普钠;需要较长时间降低血压的患者常选择硝普钠、硝酸甘油或曲美芬静脉滴注。如果服用常用抗高血压药物后血压没有变化,增加吸入麻醉剂的浓度,如异氟醚或氟烷,可能会加速低血压的发生率和血压降低程度。

在实施控制性降压麻醉期间,必须定期检查动脉 pH、PaO_2、$PaCO_2$ 以避免代谢性酸中毒。位置控制也很重要,因为头部或手术区域必须高于心脏。

(三) 注意事项

当血压下降时,身体主要器官的灌注不可避免的减少,但主要器官的血液供应必须保持在正常范围内。因此,在控制血压的过程中,平均动脉压(MAP)必须控制在 50 ~ 60 mmHg(6.66 ~ 8.66 kPa)范围内,需要 15 ~ 30 分钟或更长时间才能下降 50 mmHg(6.66 kPa)。在满足手术要求的基础上,可以通过保持高收缩压来适应,同时注意不要过快降低血压。在低血压期间,密切监测尿量、心电图和血容量等各种生理参数。

控制性低血压的并发症包括急性肾功能衰竭、少尿或无尿、脑血栓形成和脑缺氧、冠状动脉血栓形成、急性心力衰竭和心脏骤停、继发性出血和血栓形成。

(四) 护理配合

在控制性降压过程中,手术室护士应注意协调实施以下事项。①及时测量动脉压、准备肝素溶液等,进行血管造影测压。②密切监测血压,协助麻醉医师调整静脉降压药的滴速,以达到预期效果;如果使用输液泵进行输液,必须熟悉输液泵的操作程序和滴注方法,随时准备和调整剂量。③注意监测各种生理参数;保证血管畅通,及时补充血容量;协助麻醉师检查动脉 pH、PaO_2、$PaCO_2$ 等。④注意尿量,及时联系麻醉医师。

二、低温麻醉

一些丙嗪类药物在全身麻醉下使用,以抑制自主神经系统,并在一定程度上使身体物理降温,以满足控制、治疗或手术的需要。低温可以降低体内重要组织的新陈代谢,提高人体对缺氧的抵抗力。研究表明,体温每下降1℃,人体耗氧量就会减少6%~7%。

(一) 适应证

低温治疗的目的主要是降低机体重要器官的代谢,减少耗氧量,因此适用于复杂的心脑血管手术和部分脑缺氧。由于低温下肠道的耗氧量不是恒定的,因此对于某些疾病应选择不深的低温。将体温降至32~28℃称为低温麻醉,适用于简单的心血管手术或缺氧性脑损伤的复苏。一些复杂的心血管疾病,应将体温降低到20℃以下(深低温)。

实施方法:常用的3种方法是冰浴、冰袋、冰帽等体表降温方法,胸、腹腔,胃内灌注等体腔降温方法,以及用于体外循环机和血流降温的恒温器。

(二) 并发症

全身低温的并发症包括酸中毒和心律失常,如果体温低于28℃,容易发生心室颤动和冻伤。

(三) 复温的方法

基本上,当工作完成并且不再需要低温条件时,可以进行复温。常见的加热方法包括加热体表,例如热水袋、电热毯和床垫加热,以及将45℃的温盐水注入胸腔或腹腔以重新加热流向心脏的血流。如果体温升高到32℃以上,可以停止复温。如果保持体温,2~4小时后体温可以自然升高。如果重新加热前温度已经达到32℃,通常不需要重新加热,让患者在冷却后自动复温,否则,反应温度容易升高。

(四) 全身低温患者的护理

护理应按照麻醉患者的护理程序进行。在降温过程中,应密切观察患者的血压、呼吸频率、心电图、体温等。在降温过程中,最容易发生心室颤动,尤其是温度在28℃以下时,注意观察并配合麻醉医师及时处理,一旦发生心室颤动,即视为心脏骤停。如用冰浴降温,需抬高四肢,注意保护静脉切口、心电导联及输液部位，避免感染和电干扰。使用热水袋再加热时，水温应在37~42℃，以免烫伤患者，同时注意调节环境温度。

第三节　肝、胆、胰、脾疾病的麻醉

一、黄疸患者麻醉及注意事项

黄疸患者的特点：黄疸患者的凝血酶原时间常延长。凝血酶原由肝脏合成，需要维生素 K。因此，黄疸患者的凝血问题更为复杂。所有黄疸患者都应在手术前接受维生素 K 治疗以增加凝血酶原活性。同时给予新鲜冰冻血浆以降低手术期间严重出血的风险。由于先前的缺氧或胆红素毒性，术后黄疸患者肾功能衰竭的发生率增加。血液中的内毒素丢失与肾功能衰竭和急性肝功能衰竭密切相关。麻醉下的剖腹手术往往是肝功能衰竭发生的敏感因素。手术后，常使用5%～10%的甘露醇代替术后高渗（20%）。手术前后应给予抗生素，以减少肠道细菌和内毒素。

麻醉时的注意事项。①术前：注意调节凝血功能。②麻醉：丙泊酚和琥珀胆碱可用于快速插管。术中肌松药可作为非去极化肌松药，如泮库溴铵或阿根廷曲库铵。③维持麻醉：静脉麻醉或吸入麻醉，间歇正压呼吸维持正常碳酸氢盐水平，辅以芬太尼等阿片类药物静脉给药。④镇痛后可采用硬膜外麻醉进行手术，但在确定凝血酶原时间和凝血因子缺乏时应谨慎。如果在开腹时发现胰头癌，应使用40%～50%的乙醇从视野直接封闭内脏神经。⑤监测：加强术后监测。

二、肝硬化患者麻醉及注意事项

重度肝硬化患者常表现为水肿、腹腔积液、黄疸、凝血功能障碍、食管静脉曲张、出血、肝性脑病等复杂的临床症状。腹腔积液的发生取决于血浆渗透压的降低和毛细血管压力的增加（由于门静脉压力增加）。治疗应注重饮食和利尿剂，最好是氢氯噻嗪。因为后者提高了 Na^+ 和 Cl^- 的去除率,仅丢失少量 K⁺,肾血浆流量和肾小球滤过率无明显变化。手术时注意限制生理盐水,必要时给予生理盐水或林格液的 1/4。对于腹腔积液患者,术前腹腔积液是有帮助的,但在 48 小时内定位腹部可能有助于改善膈肌运动和肺功能。麻醉期间应进行辅助或控制呼吸。肝硬化患者往往缺乏各种凝血因子,容易出血。为了纠正这一点,应在手术前后静脉注射维生素 K。手术中每 3 次输血必须至少有 1 次新鲜血液(血库释放时间不得超过 24 小时)。如果怀疑纤维蛋白原减少或纤溶酶活性增加,可以注射纤维蛋白原制剂,但脾切除术仍然是一种临床措施。昏迷常继发于长时间的剧烈活动,表现为意识模糊、定向障碍、易怒、嗜睡甚至昏迷,容易与麻醉剂的残留效应混淆。可逆性脑功能障碍和弥漫性脑功能障碍是代谢毒性所致,有证据表明它来自肠道中的含氮物质。血氨升高 > 200 μmol/L(正常为 18 ~ 72 μmol/L),诱发因素包括低血压、高蛋白饮食、消化道出血、感染、药物作用等,均需预防。

三、肝癌患者麻醉及注意事项

肝癌手术患者特点及麻醉注意事项如下。

(一) 出血

切除右侧或大部分肝脏后,出血是一个严重的问题。肝血管的出入口称为肝门,必须小心处理,一旦撕裂会引起出血。出血也可以是从肝脏组织切面渗出的血液。在手术过程中,应确保静脉通路以保持血容量。右侧肝切除术或三侧肝切除术通常需要胸腹联合切口,容易有大量出血和大面积暴露的体腔。术前应做好充分的输血准备,以保持稳定的血容量。需要大量输血时,必须使用新鲜血液,如未出现酸中毒,应适当补充碳酸氢钠或氨丁三醇,并补充钙剂。

(二) 呼吸管理

胸腹联合切开术时应注意呼吸异常和纵隔振荡,如有气短或脉搏短绌,应考虑呼吸异常、纵隔振荡或全肺塌陷。时刻注意肺扩张,防止缺氧和二氧化碳积聚。在呼吸周期稳定前,不应提前拔管。要及时采取保肝、保肾等措施。

(三) 防治气栓

麻醉不仅会引起出血,还会引起空气栓塞,所以时刻听心音很重要。当大量气泡进入右心房时,心前区可听到"沸腾声",应立即通知外科医生检查治疗,缝合穿孔,同时采取各种急救措施。

(四) 注意保温

由于体腔暴露广泛,手术时间长,全身麻醉下大量冷血注射容易引起体温过低(尤其是老年人或冬季室温较低时)。如果肝脏切除前体温低于34℃,先热身,然后在胸腹部注入温盐水(38℃,15~30分钟,血温达20℃左右即可,过高有溶血危险)。

四、肝外伤的麻醉及注意事项

(一) 维持血容量和电解质、酸碱平衡

静脉通道应选择在膈肌上方,因为手术过程中可能会因出血或止血而阻塞下腔静脉。手术过程中,往往需要打开上肢、颈部或锁骨下方的多条大静脉,为快速输血做准备。术中根据血气结果补充电解质和碳酸氢钠。

(二) 麻醉诱导

根据患者的情况选择有创监测。通过有创导管测量动脉压时,应避免使用股骨压力计,因为它可能导致手术过程中腹主动脉阻塞。其他监测包括心电图、体温、脉搏血氧仪、尿量和 CVP。应选择抑制心血管系统的药物,如依托咪酯。保持血液循环稳定,必要时服用升、降压药。

(三) 输血和维持凝血功能

在采血之前,应输血以维持正常的血细胞计数。必须在持续监测HCT、心压、心输出量、尿量和凝血状态的情况下进行晶体、胶体和血液制品的补充。液体管理类似于肝切除术患者的液体管理。凝血测试可以指导新鲜冰冻血浆和血小板的输注。由于血液稀释和肝脏代谢产物减少,输血应常规使用新鲜冰冻血浆。快速输注系统有利于加热血液和快速输注血液制品。闭合性病变当腹腔未受污染时,可取自体血和输血。

五、肝移植患者麻醉及注意事项

(一) 术前病情评估与麻醉处理是较为密切相关的问题

1. 肝肾综合征(HRS)

60%的终末期肝病患者会出现肾脏损害,这些患者在手术后会发展为肾功能衰竭,死亡率高达80%~100%。HRS的诊断标准:①进行性肝功能衰竭和门脉高压;②Cr >1326 μmol/L(15 mg/dL);③尿量< 500 mL/d,尿钠 <10mmol/L,血钠 < 130 mmol/L;④尿蛋白< 500 mg/d,无尿路梗阻或肾实质病变。目前认为肝移植是治疗HRS唯一准确有效的方法,术前HRS患者血清肌酐Cr > 221 μmol/L,内源性肌酐清除率低于20 mL/min。将考虑联合肝肾移植。

2. 肺部并发症

在手术前了解肺功能很重要。部分患者活动受限,呼吸功能明显受损。低蛋白血症导致部分患者出现肺间质水肿和大量腹腔积液,导致膈肌扩张、呼吸受限和术前肺部感染。

3. 心功能变化

注意患者的心脏功能,是否有肺动脉高压(PH)。目前,已知肝移植期间肺动脉高压是影响肝移植患者预后的重要因素。1951 年,Manntz首先报道了部分终末期肝病患者出现肺动脉高压的并发症,但其低发生率并未引起学术界的重视。终末期肝病肺动脉高压对肝移植患者非常危险,可引起肺功能障碍,严重者可导致右心衰竭和死亡。

4. 其他

伴或不伴有脑水肿的肝性脑病和神经系统并发症;有无电解质紊乱、水钠潴留、酸碱平衡紊乱;是否有异常的凝血功能。

(二) 麻醉管理若干要点

肝移植患者要注意硬膜外穿刺引起的硬膜外血肿,导致血流动力学不稳定。术中麻醉维持吸入麻醉联合静脉麻醉,以吸入麻醉为主,但在一定深度避免使用吸入麻醉剂 N_2O_2,可能会减少肌松剂的用量,降低手术时的清醒率。麻醉期间,停用复方阿片类药物(通常为0.3~0.5 mg或10 μg/ kg芬太尼)。长效溴化哌库溴铵可作为肌松药,根据肌松监测或其他临床指征调整剂量,适当减量。

术中应保持麻醉,以保持一定的体位(或保持一定的紧张状态)。避免麻醉过浅,但要注意避免麻醉过深。众所周知,轻度麻醉会带来毒性刺激,但更深的麻醉会使肝移植过程中的循环降低到压力状态。因此,需要更多的对症治疗,例如快速扩容或大量使用外源性血管加压药(多巴胺、去甲肾上腺素 16 μg/mL 或麻黄碱)。因此,术中需要及时调整麻醉深度,保持合适的体位,避免过度治疗,使围术期更加稳定。在手术前打开足够的静脉通道,在外周静脉中使用 16~14G 针头,在颈内静脉中使用 8.5 Fr 导管以治疗快速扩张。在手术至平静期期间,部分下腔静脉阻滞麻醉患者的心脏 CO 输出量减少 > 50%,一些学者使用扩容和增强血管加压药。显著低血压、再灌注后综合征(PRS)发生在新肝血流恢复后的前 5 分钟内,发生率为 8%~30%,与酸中毒、低钙血症和新肝有关。有学者发现 PRS 也与手术方式有关。新肝脏中的血流恢复,供者肝脏中的冷冻液体会迅速进入受者心脏,使患者的心脏因低温而短暂收缩,进入难治期,引起一过性低血压和缓慢的心率,有些患者甚至会出现短期心肌缺血。注意围术期持续使用强心药物,儿茶酚胺为首选,可与洋地黄合用。

术前液体管理非常重要。肝移植术前失血量和体液流失量较大,应有针对性地使用血液制品。维持 Hb 100 g/L(10 g/dL)或更高,避免盲目输注红细胞、血浆和血小板浓缩物。血浆和血小板应在 TEG 监测指导下使用。日常生理保养,结晶液需要 2000~3000 mL,操作时通常只需要 1500~2000 mL。而失血、扩张血管(麻醉剂或血液活性药物的作用,体温升高)应补充胶体液。在肝前期(病肝分离期),中心静脉压(CVP)应保持在较低水平。在分离和切除病变肝脏时,CVP 逐渐降低至术前的 70%~40%(通常为 3~4 mmHg),从而减少出血。在腹腔积液释放的手术阶段,应谨慎使用血管加压药,而不是迅速扩大体积。预防和对症治疗酸中毒,低钙、低镁血症。在手术周期内维持患者胶体渗透压,5% 或 20% 白蛋白 12 g/ kg。

加强运行期间的监控。心电图(ECG)监测,ST 分析,有创血压(ABP)、脉搏血氧饱和度(SpO_2)、体温、鼻咽/肛门温度(Temp)、平均中心静脉压、动脉血气分析、血糖监测,呼吸末期二氧化碳($ETCO_2$)监测等。凝血监测,如

TEG、Swan-Ganz导管血流动力学监测(PCWP、CO、SVR、PVR)、TEE、ICP神经系统监测和多普勒肝血流监测、多普勒肾血流监测。

保持体温。应注意保持体温在正常水平,低温会导致心肌耗氧量增加,酸性代谢产物增加,凝血功能受损更危险,即使在手术过程中也应补充相对充足的凝血剂。体温低于34℃时,会影响血小板功能,延长凝血酶活化时间。此外,当pH< 7.10时,收缩压 < 70 mmHg也会显著影响凝血功能。目前,临床上普遍使用覆盖30% ~ 35%体表面积的充气毯。输注红细胞及液体和浓缩血浆时,必须用温输液器加热后引入。但血小板和冷沉淀物除外,必须在溶解后尽快注入体内。

第四节　手术中的液体治疗

术中输血的目的是恢复或维持生理限度的内环境,稳定手术患者的血流动力学变化。麻醉医师必须根据患者的病史、体征、术中情况和实验室检查准确评估患者术中液体和电解质平衡,以确保及时补充和纠正。

一、手术中患者体液丢失的估计

术中液体治疗可从手术患者体液丢失的三大方面进行分析。

(一) 术前液体丢失的累积量

对于接受急诊手术的患者,临床上常见体液丢失,并难以准确估计失血量。如果失血量小于全身血容量的10%,对循环系统基本没有影响。如果失血量超过全身血容量的30%,则血压下降(收缩压< 90 mmHg)、中心静脉压下降、心率增加>100次/分、尿量少、循环不良、中度呼吸急促和嗜睡。如果失血量超过全身血容量的50%,可能测不出血压,中心静脉压显著降低、心率显著增加、无尿、无末梢循环,并可能发生昏迷。对于此类患者,应先给予等量的乳酸钠林格液。如果血压升高并稳定,心率下降,表明没有活动性出血,只需要适量的液体。如果血压没有上升或上下波动,则可能是补充量不足,或者可能有大量失血或出血。在继续灌注乳酸钠林格液的同时,还要灌注一定量的胶体液。临床常用的胶体液有葡聚糖、羟乙基淀粉等。必要时输血,最好是新鲜血,也可以输血成分。

(二)术前禁饮食造成的不显性失水

可以计算为成人 $1.5 \sim 2$ mL/(kg·h),儿童 $2 \sim 4$ mL/(kg·h),婴儿 $4 \sim 6$ mL/(kg·h)。通常使用 5% 或 10% 的葡萄糖注射液并输注,直到患者进入手术室并开始麻醉。

(三)术中体液的丢失

麻醉引起的体液变化:鞘内麻醉时,阻塞区域的血管扩张;全身麻醉时,全身血管扩张,体内积聚大量液体,导致血液循环急剧减少,血压下降。因此,麻醉开始时应定期输注 500 mL 平衡溶液。

手术野生理上微不足道的蒸发,损失量受手术的大小、位置、温度、湿度和其他因素的影响。例如,$7 \sim 8$ mL/(kg·h)用于大手术补液。液体的种类通常是 5% 葡萄糖盐水,如果出汗过多,可以加入适量的乳酸钠林格液。

转移液体的估计量在手术创伤之后,患者的体液转移形成无功能的细胞外液。该液体量随手术的位置、大小和长度而变化。正常脑外科手术为 0 mL/kg;面部和颈部手术,胸部、小腹或四肢为 $5 \sim 10$ mL/kg;上腹部手术开始后 $6 \sim 12$ 小时内总输入量为 $10 \sim 15$ mL/kg 或更多。也可按损伤程度计算:轻伤 4 mL/(kg·h),中度损伤 6 mL/(kg·h),重伤 8 mL/(kg·h)。乳酸钠林格液为主要用液。如果患者不能摄入大量的钠,可以使用 5% 葡萄糖盐水。

失血是手术过程中最明显和最常见的体液流失。常用的估计术中失血量的方法有:①目测法,通常用肉眼观察手术区的血液可以更准确地估计出血量和失血率;②称重方法,敷料浸血前后的重量,差值是失血量(1 g 相当于 1 mL 全血),不包括粘在切口、消毒片和手术器械上的血液,所以这个值多于实际损失的生命值,这个生命值减少了 20%~30%。③血红蛋白和血细胞比容的测定,通过前后比较,可以测定失血量。

二、术中补液的注意事项

术中补液可分两步进行:一是补充期。补充术前一晚至手术时的失水,但如果术前患者体内已经失水,则需继续补液,继续补充最初流失的水分。输液是在患者进入手术室后和麻醉开始前完成的。二是维持期。考虑麻醉对体液分布、手术部位蒸发及不显著脱水、转移量的影响,如发生失血,补充血液、血液成分等。

以上补液是一个总的原则,临床上需要针对每个患者的病情具体分析和治疗。例如,体重 50 kg 的上腹部手术患者,入手术室前一晚需先微量补液 900 ~ 1200 mL,补充 500 mL 麻醉改性体液,并维持 60 mL/h(包括第三次空腔输注 300 mL 手术液+300 mL 可忽略的蒸发脱水),如果手术持续 2 小时,置换液总量为 2600 ~ 2900 mL。如失血,需补等量。

第五节 围术期的重症监护

一、术前评估与准备

(一)肝功能的评估与维护

1. 肝功能评分系统

(1)Child—Puph评分。

该评分系统综合了与肝功能相关的临床和生化指标,包括白蛋白(合成功能)、胆红素(分泌功能)、凝血酶原时间(合成功能)、颈腹腔积液(门静脉高压)和肝性脑病(门静脉开关)等指标。

《肝切除术前肝脏储备功能评估专家共识(2011)》建议肝切除术的适应证为 Child A 患者,Child B 患者选择肝切除术应谨慎,Child C 患者不适合任何肝脏手术。

(2)终末期肝病模型(MELD)评分。

MELD评分包括血清肌酐、胆红素、国际标准化比值(INR)和病因等指标。计算公式为:R= 9.6 ×ln(肌酐 mg/dL)+3.8 × ln(胆红素 mg/mL)+11.2 × ln(凝血酶原时间的国际标准化比值)+ 6.4×疾病原因(胆汁淤积、酒精肝和肝硬化为0,病毒和其他引起肝硬化的原因为1),结果为整数。

评分系统中的变量受主观因素影响较小,包含能客观反映肝功能的客观值。 MELD 评分可在一定程度上预测肝硬化患者术后并发症的风险,也可用于评估肝硬化患者进行非移植手术的风险。 如果 MELD 评分为 11 或更高,则手术后肝功能衰竭的可能性很大,如果 MELD 评分小于 9,则可以安全地进行肝切除术。

2. 肝功能定量试验

肝功能定量检查包括吲哚菁绿(ICG)排泄试验、葡萄糖耐量试验和氧化还原应激试验。 ICG 排泄试验被广泛使用,ICG 的排泄率取决于肝脏和肝血流中功能细胞群的数量。 临床上以血清 ICG 保留率(ICGR15)或最大 ICG 清除率(ICGmax)为注射后 15 分钟的指标,是对肝储备功能的定量评估,可预测术后并发症和死亡率。 在临床实践中,可以结合 ICG 和 Child-Puph 评分预测肝切除合并肝硬化。 Child A ICGR15 ≤ 10% 的患者可以耐受 4 个肝节段的大规模肝切除术,ICGR15 为 10% ~ 19%,可接受 2 ~ 3 个肝节段的大规模肝切除术,ICGR15 为 20% ~ 29%,仅可接受单次肝切除,ICGR15 为 30% ~ 39%,仅限小肝切除,ICGR15 ≥ 40%,仅肿瘤切除。

3. 肝病的病因诊断

对于肝硬化患者,明确病因有助于围术期处理和择期手术。

4. 凝血状况的评估

肝硬化,尤其是失代偿期肝硬化,主要引起轻、中度血小板减少,并伴有各种凝血因子减少,脾肿大、血小板减少。 评估的主要重点是与围术期出血风险、凝血功能、抗凝治疗和合并症相关的危险因素。 常用的凝血测试包括凝血酶原时间(PT)及其活性、部分活化凝血酶原时间(APTT)、血小板计数、纤维蛋白原、凝血因子、血小板功能和其他测试。 血栓弹性(TEG)是近年来广泛用于评估血栓整体外观、确定出血风险和筛查各种凝血异常的实验室测试。

在大多数肝硬化患者中,注射维生素 K 对纠正 PT 无效。 如果 PT 或 APTT > 1.5 倍正常值或 INR > 2.0,应考虑输注新鲜冰冻血浆。 如果纤维蛋白原浓度低于 80 ~ 100 mg/dL,建议使用冷沉淀或纤维蛋白原注射液。 排除手术出血后,应考虑去氨加压素。 对于严重失血,如果现有治疗无效,考虑使用凝血酶原复合物、纤维蛋白原或重组激活剂 Ⅶ 或重组活化Ⅶ因子等。

在不合并其他凝血功能异常的情况下,血小板计数<20×10⁹/L时应禁忌手术;血小板计数在(20～50)×10⁹/L时一般不宜手术,若需手术,应补充血小板;血小板计数在(51～80)×10⁹/L时可接受胆囊切除术等相对较简单的手术,如行复杂胆道大手术需补充血小板;血小板计数>80×10⁹/L时,即使行复杂大手术也较少发生严重出血,一般无须特殊术前准备。

(二) 全身情况的评估

1. 整体风险评估

有多种方法可以评估患者手术风险,目前广泛应用的有生理学和手术严重评分结合并发症与病死率系统(POSSUM)和美国麻醉医师协会(ASA)分级等。

(1)POSSUM评分系统。

现已被广泛应用于包括肝、胆、胰手术在内的各领域手术风险评估,由12项术前生理学评分和6项手术严重性评分组成。

(2)美国麻醉医师协会分级。

美国麻醉医师协会(ASA)分级,不但能预测围术期死亡率,还能预测术后肺部、心脏并发症的发生率。ASA分级越高,术后并发症发生的风险越大。与Ⅰ级相比Ⅱ级或更高级别的危险比率为4.87,Ⅲ级及其以上的危险比率>2.25。

2. 术前肺功能评估

有助于了解肺部疾病的性质和严重程度以及疾病是否可逆,能够预测手术的治疗效果和术后肺部并发症的发生。

3. 术前心功能评价

根据患者的临床特征进行风险分层,将患者分为低危、中危和高危三级。研究表明,低危患者手术后致命并发症(如急性心肌梗死、急性心力衰竭、室性心动过速等)发生率为0.7%,心脏病死亡率为0.2%;有致命并发症的高危患者发病率为22%,心脏病死亡率为56%。除胆囊切除术外,肝、胆、胰外科手术多为大型手术,发生心脏并发症的风险较高。手术风险可参照"风险分类"进行评估。

4. 肝肾综合征(HRS)

细菌感染,尤其是特发性腹膜炎(SBP),是肝肾综合征最重要的危险因素。其他易感因素包括继发性腹腔内引流和(或)由于利尿剂治疗减少血管内容量引起的体液流失。HRS主要由肾血流量不足等因素引起。肾脏无病理变化,表现为少尿或自发性无尿、尿毒症、稀释性低钠血症、低钠血症。如果功能性肾功能衰竭持续发展,还会对肾脏造成潜在损害,导致急性肾功能衰竭。急性肾小管坏死的电子显微镜或泌尿学标志表明,HRS中严重的肾血管收缩可诱发缺血和肾小管坏死。

5. 营养评估与营养支持

肝硬化患者往往营养不良,非移植手术后并发症发生率、发病率和死亡率增加,肝移植术后生存率也随之下降。由于食欲下降导致的厌食和食物摄入减少也是胰腺癌患者预后不良的重要指标。适当的营养支持有助于提高手术耐受性,促进术后恢复。

6. 贫血

导致肝硬化贫血的原因有很多,在胃病门静脉高压症中,胃黏膜充血水肿影响铁、叶酸、维生素B等物质的吸收,导致巨幼红细胞性贫血或缺铁性贫血,其他如出血、腐蚀因素(如反复抽血、反复抽腹腔积液)等。贫血是围术期死亡率增加的危险因素,术前应根据贫血的原因进行调整。

7. 感染

肝胆外科术前诱发感染的常见原因有:①手术部位已经存在细菌感染或定植,如胆管梗阻引起反复的胆管炎;②术前患者抵抗力低下,如肝硬化、营养不良;③手术部位有病变破溃、破裂等,如肿瘤、炎症等造成各种自然屏障的破坏而引起局部或全身感染,重症胰腺炎导致的全身炎症反应、综合征等;④术前抗生素应用已经引发机会性感染。

二、术后管理

(一) 出血的防治

1. 胰腺术后出血

胰腺手术(以胰腺切除为代表,包括远端切除、肺段切除等)的围术期死亡率明显下降,但手术并发症发生率仍较高。特别是产后出血(BHSS)

的发生率为1%~8%,一旦发生,将危及生命,死亡率高达38%,这是胰腺手术后最危险的并发症。

2. 肝部分切除术后出血

肝部分切除术后出血包括凝血障碍、胃肠道出血、胆道出血等,发生率为4%~6%。

(1)凝血障碍。

部分肝切除术后患者,尤其是肝硬化患者,术后可能出现凝血功能障碍。常见原因:手术过程中持续性肝缺血,尤其是在肝硬化的情况下,导致残留肝功能衰竭;严重感染,排出凝血因子和血小板;在肝脏或门静脉干预中过度使用肝素。术后应监测APTT、PT、纤维蛋白原、血小板等凝血参数,必要时监测3P试验。凝血酶原复合物、新鲜血小板、新鲜冷冻血浆等出血后立即输注,以纠正异常凝血因子。

(2)胃肠道出血。

通常发生在手术后2周内。应激性溃疡是最常见的。在肝硬化患者中,大量腹腔积液和过度输血可能会增加门静脉高压和四肢静脉破裂的风险。继发于残余肝容量受限的门静脉高压引起的胃肠道充血也可导致胃肠道出血,主要表现为深褐色或血性分泌物、黑便、腹痛、生命体征不稳定。压力性溃疡的患者可以接受胃肠抑制剂、质子泵抑制剂和止血剂的治疗。生长抑素可以降低门静脉高压和防止出血。对于张力性腹腔积液患者,腹腔积液可降低门静脉压力和精索静脉曲张压力。如果治疗48小时后仍有出血,或生命体征不稳定,如止血后血压明显下降,应考虑手术止血。

(3)术后胆道出血。

常用于门静脉手术、胆道探查性手术、壁内T管放置。可表现为右上腹痛、上消化道出血、梗阻性黄疸等。止血等对症治疗通常有效,但对于大出血或持续出血的患者,肝血管造影出血部位不明确时,应考虑手术止血。

3. 肝移植术后出血

肝移植与其他肝脏手术有本质区别,即供肝在移植后已经有功能,凝血因子的合成每天都会恢复正常,而其他肝脏可能会因部分丢失而凝血功能较差。因此,肝移植术后出血首先要排除活动性出血,其次是否应延迟肝功能的恢复。前者需要手术干预,而后者需要血浆和凝血因子。凝血因子补充的激进程度也应区别对待:肝功能恢复较慢,凝血因子的补充要相对激进,为凝血功能的恢复争取时间;如果漏血量较小,则应相对谨慎,避免后期发生肝栓塞,尤其是肝动脉栓塞。

(二) 血流动力学管理

部分肝移植、急性梗阻性胆管炎、部分肝切除、胰脓肿引流、根治性胰腺切除术后仍有休克或隐性休克,血流动力学管理是第一要务,应在手术中继续治疗。

1. 优化氧输送的原则

休克的病理机制是氧供不能满足氧需而导致组织和细胞缺氧,因此提高氧输送是救治休克目标。

2. 容量反应性的评估

过多的液体对改善供氧没有作用,反而有害,而且可以通过阻碍血液流向肝脏,从而加重肝脏充血,影响肝功能恢复。近年来的多项研究发现,液体正平衡也会显著增加急性肾损伤(AKI)的发病率和死亡率。容量反应性是指扩容后心脏指数增加10% ~ 15%,是功能性血流动力学的重要指标,可在一定程度上指导扩容。容量反应不需要补液,但没有容量反应的补液不能有效改善血流动力学。可以看出,容量反应性的评估对于避免休克和(或)AKI患者无效和过度的容量扩张很重要。

(三) 肝功能的监测与维护

保肝药物通常在手术后常规使用。乙型肝炎后肝硬化患者仍可能复发乙型肝炎。一般建议术前继续服用乙肝抗病毒药和乙肝免疫球蛋白,常用的免疫抑制药有激素类、吗替麦考酚酯、他克莫司、巴利昔单抗等,这些药物都是抗排斥药物,常联合使用。手术后监测血药浓度,根据肝功能的动态变化评估排斥反应,决定是否给予激素或他克莫司等治疗。

(四) 急性肾损伤的防治

AKI的诊断目前基于KDIGO制定的AKI指南。治疗应首先保持血流动力学稳定,尽快纠正休克。两项多中心临床研究表明,特利加压素(甘氨酸加压素)对治疗与肝综合征相关的AKI有益;目前的研究未能证实其在单独使用去甲肾上腺素提高生存率和减少RRT需求方面的优势。感染控制是感染性AKI防治的基础,参见术后感染控制部分。避免使用肾毒性药物,免疫抑制药需要根据肾毒性的大小调整种类和剂量。根据需要使用连续肾脏替代疗法,以便为肾脏恢复留出时间。

(五) 腹腔高压的控制

腹腔高压(IAH)定义为持续或反复的腹内压(IAP)病理性升高 $\geqslant 12$ mmHg;腹腔间隔室综合征(ACS)定义为持续性的 IAP $\geqslant$ 20 mmHg(伴或不伴腹腔灌注压<60 mmHg)并有新发生的器官功能不全或衰竭;同时对LAH进行分级,Ⅰ级,IAP 12~15 mmHg;Ⅱ级,IAP 16~20 mmHg;Ⅲ级,IAP 21~25 mmHg;Ⅳ级,IAP>25 mmHg。IAP可通过间接膀胱测压法获得。

减少IAP的非手术措施:镇静/镇痛,使用神经肌肉阻滞剂,避免抬高床位超过30°以增加腹壁的顺应性;吸出腹腔内的内容物和腹腔内的液体;避免过度输液和适度利尿,并减少液体阳性重量,优化通气、肺泡复张等;当ACS明确时应进行开放减压,不应采取保守的策略。

(六) 肝性脑病的预防和治疗

肝性脑病的诊疗可参考《中国肝性脑病诊治共识意见》(2013)。乳果糖是美国FDA批准用于治疗肝性脑病的一线药物;拉克替醇的疗效与乳果糖相当,也被推荐应用;益生菌治疗和门冬氨酸–鸟氨酸都可降低肝性脑病患者的血氨水平;利福昔明–α晶型也被美国FDA批准用于治疗肝性脑病,它可有效维持肝性脑病的长期缓解并可预防复发。一项随机双盲对照试验发现,新药苯丁酸甘油口服液可明显降低肝硬化患者的血氨水平,显著减少肝性脑病事件,具有良好的二级预防效果,有可能成为治疗肝性脑病的新选择。

(七) 术后感染防控

常见的感染部位是腹腔、肺和导管。控制腹腔感染最重要是充分引流腹腔液并保持胆道通畅。肺部感染的处理包括排出痰液以及在肺部使用高浓度抗生素。根据常规手术和肝移植后常见病原体的特点,可先启动经验性治疗。手术中获得的腹腔积液、术后引流液、痰液、血液等标本的培养有利于病原微生物的鉴定。一旦有致病性证据,就可以进行针对性治疗。肝移植术后,患者返回ICU时常携带漂浮导管、中心静脉导管、动脉导管等多种导管,使用时必须严格无菌;根据患者的情况尽快移除或更换这些导管,避免导管相关感染。

(八) 血栓的预防

深静脉血栓形成(DVT)是肝胆和胰腺手术后常见的可预防死亡原因。当然,患者的出血风险和VTE最终还是需要医生的临床判断。未接受肝移植的肝硬化患者出血风险相对较高;胰腺手术后胰瘘、胰周脓肿的患者,如果腐蚀胰腺相关血管,可能会出现快速出血和(或)感染而需行紧急手术。预防可用凝血药或抗血小板药。

(九) 营养支持

手术后适当的营养支持对患者的康复至关重要。如果患者血流动力学稳定且没有回肠造口,可在手术后24小时内开始肠内营养,从少量开始;肠吻合术患者应根据手术情况延迟肠内营养。先肠外喂养,然后逐渐过渡到肠内营养。过多的营养会增加肝脏负担,增强对压力的反应。

第五章　腹部外科手术后一般并发症

第一节　切口并发症

一、切口感染

（一）概述

切口感染是指由于切口内细菌的增殖而引起的组织急性炎症、坏死、浸润等变化,这是最常见的手术并发症之一。关于手术切口后感染的可能性的报道不一。一般来说,伤口感染的概率为3%~4%,清洁伤口感染的概率为0.5%~2%,潜在感染性伤口感染的概率约为10%。随着对手术部位感染认识的加深,人们采取了更多的预防措施,特别是正确使用抗菌药物(包括厌氧药)和改善营养状况,降低手术部位感染率。

（二）病因及病理生理

手术部位感染的可能性在很大程度上取决于细菌侵入能力与患者抵抗力,以及医疗干预对二者的影响。感染的主要原因如下。

1. 全身性因素

第一,老年患者。老年患者手术部位感染的可能性远高于年轻患者,因为老年人免疫功能减弱,血管壁往往有较多的粥样斑块,影响愈合过程。同时,对入侵病原体的炎症反应也降低。

第二,慢性消耗或代谢紊乱。糖尿病患者的胰岛素分泌功能受损,脂肪、蛋白质和糖代谢不正常。当血糖超过11.2 mmol/L时,会影响白细胞功能。糖尿病引起的微血管变化可使插入血管的基底膜增厚,影响正常组织的毛细血管分泌和炎症反应,也影响细胞免疫。糖尿病还可以降低成纤维细胞产生肉芽肿组织的能力,高血糖也会促进细菌生长。

第三,营养不良和低蛋白血症。低蛋白血症影响免疫细胞的产生和功能,尤其是干扰淋巴细胞的产生。严重的低蛋白血症常导致中性粒细胞功能下降,T淋巴细胞、B淋巴细胞、补体异常。

第四,缺乏维生素C。缺乏维生素C导致赖氨酸和脯氨酸不能完成羟化过程,使胶原合成紊乱,延迟切口的正常恢复,增加感染可能。

第五,存在免疫缺陷和长时间应用糖皮质激素,或者最近接受了化疗和放疗。糖皮质激素抑制吞噬细胞活性,影响淋巴细胞DNA和RNA的组成,使机体免疫功能明显受到抑制。许多化疗药物都可能影响免疫功能,严重损害免疫细胞特别是淋巴细胞的代谢及功能。在化疗过程中,除了减少体内白细胞数量外,还可能伴随着外周血淋巴细胞质量的改变和染色体畸变的增加,这些因素都会造成机体抗感染能力明显降低。

2. 细菌感染

细菌感染可分为内源性细菌感染和外源性细菌感染。内源性细菌感染是指感染源来自患者自身,主要来自患者胃肠道和胆道内的细菌。随着远端肠道细菌数量的增加,胃肠手术部位越靠近远端肠道,感染发生率越高。外源性细菌感染是指来自周围环境的感染源。例如,Ⅰ型手术部位感染主要是外部感染,一般情况下,进入手术室前住院时间过长,医疗器械等物品消毒不仔细,医务人员违反无菌技术,手术室空气中细菌过多,在手术室活动咳嗽或说话,手术室人员经常走动,手术室人员过多,都会增加手术室环境污染的可能性。

3. 手术操作、切口异物及引流不当

手术过程是导致伤口感染的重要因素之一。手术部位组织过度损伤和止血不完全可导致血肿。无论是局部组织还是血液损伤,都会成为良好的细菌传播媒介,灭活的组织本身也会对白细胞有杀灭和吞噬作用。不正确的无菌手术、消化液溢出和伤口保护不当都会导致感染。如果切口过大,会造成组织坏死和脂肪液化。缝合线密度过大或张力过大也会导致缺血、伤口坏死和继发感染。

引流不当和异物会降低局部抵抗力,增加伤口感染的可能性。引流放置不当、引流时间过长或引流不畅,都会导致病原体大量繁殖,引起手术部位感染。此外,由于手术创伤和电灼使用不当,肥胖患者易发生切口部位液化、坏死和感染,这些患者感染的风险是正常患者的两倍。

4. 抗生素使用不当

敏感抗生素选择不正确、使用时间不正确(例如,仅术后使用、未预防性使用、不包括整个手术过程的有效抗生素浓度)、使用时间长(超过3天)等,造成伤口感染。

(三) 临床表现及诊断

切口疼痛通常在手术后的第1天最为明显。2～3天后,静息时切口疼痛可大幅减轻,体温可能略有升高,但很少超过38℃,在此期间,脉搏和白细胞计数可能会逐渐恢复正常。如果患者在术后3～4天内出现不明原因发热或切口由疼痛缓解转为恶化,应怀疑伤口感染的可能。疼痛多为刺痛、肿胀或剧痛,夜间加重,伴有发热、脉搏加快、白细胞、中性粒细胞增多,严重者可出现全身中毒症状。

(四) 预防

预防工作主要包括以下几点:一是提高患者的抵抗力,二是减少进入切口的细菌数量,同时,外科医生必须不断提高自己的手术技术。

具体措施包括以下几点:①控制慢性病,改善患者术前全身状况,如维持水、电解质平衡,控制血糖,纠正贫血和低蛋白血症,术前尽可能补充维生素C,停用皮质类固醇和其他免疫抑制药物。②保持手术室和洁净室的无菌条件,同时严格遵循无菌技术原则。③手术患者术前应做好肠道准备。④对于污染伤口,如果手术开始时伤口感染,应按感染伤口处理,必要时甚至打开伤口,24小时后检查伤口;如果切口比较干净,可以延迟缝合。⑤为防止手术部位被感染,手术前应使用抗生素和抗体,以减少进入手术区域的细菌数量。⑥选择合适的切口部位,保护切口,防止感染;操作时,必须严格按照无菌技术要求,小心操作,避免过度牵拉;减少组织损伤并保持组织活力;止血必须彻底,以免出血;切口必须分层缝合,有足够的紧密度,没有缝隙;防止脂肪液化。⑦提高医务人员操作相关技能,尽可能减少手术时间。

在正常情况下,手术皮肤准备是在术前一天晚上进行的。根据相关研究,头发中的细菌并不比皮肤中多,如果在晒黑过程中皮肤受损,会增加伤口感染。随着时间的推移,细菌向受损区域的增殖和渗透会越来越多。所以,目前的观点是如果头发比较细,不影响手术区域、拆线,就没有必要剃除;如果需要皮肤准备,可以在手术前使用修剪或脱毛来去除毛发。这种方法引起的感染率为2%。手术前一晚,传统剃须方式感染率高达5%。

(五) 治疗

1. 一般治疗

早期发现和治疗是加快手术部位感染愈合的重要条件。应注意患者早期基础体温变化及伤口愈合情况。在感染的早期阶段,可以在脓肿形成前针对病原体选择有效的抗生素和局部理疗。通常表面无菌的手术部位感染,病原菌来自患者皮肤和手术室空气,主要是革兰阳性球菌。涉及胃肠道的切口常被厌氧菌和革兰阴性杆菌感染。切口局部磁热振荡疗法可抑制炎性渗出物、消肿、增加毛细血管生成、促进伤口愈合、提高白细胞吞噬功能、杀灭细菌。

2. 切口的局部处理

正确的局部伤口处理是控制感染和加速愈合的关键。

轻微伤口感染的处理:一旦切口被感染,切口通常可以通过及时拆除缝线和适当的治疗自行愈合。如果切口有脓肿,切开引流是唯一有效的方法。只有存在全身感染迹象时,抗生素才是辅助治疗。应将创面切开缝合,切除创面坏死组织,局部清洗或用新霉素溶液清洗,将纱布或煤油纱布轻轻插入伤口,以利于引流。

严重手术部位感染的处理:大多数为筋膜下任何程度的感染,主要发生在腹部和会阴手术后。主要的治疗方法是在麻醉良好的情况下拆线,分散受损组织层,去除脓血和缝线,去除坏死的组织。最常见的病原体是大肠杆菌、铜绿假单胞菌、变形杆菌和金黄色葡萄球菌。相关人员应积极降低细菌浓度,创造不利于细菌生长的条件。

瘘管和窦道形成的处理:使用泛影葡胺以确定窦道和瘘管的深度和方向、有无异物存在以及腹腔内器官是否受累。对于鼻窦,可将鼻窦周围的瘢痕组织刮至根部,填充胰岛素和高渗盐水纱布并引流以促进愈合;对于无法愈合的患者,手术切除鼻窦和周围组织是可行的,同时取出异物进行第一次缝合。

特殊手术部位感染的处理:一旦发现气性坏疽,应尽快进行手术,使用抗毒素血清注射液,一般来说,使用高效广谱抗生素和静脉注射甲硝唑、高压氧治疗有显著效果。此外,患者需要严密隔离、重症监护和强化抗休克治疗。

3. 全身支持治疗

如果伤口感染没有全身症状或合并症,则不需要全身治疗。对于有全身症状甚至感染性休克的患者,可根据手术部位感染情况、患者一般情况、细菌产生量和药物敏感性,采用有效的抗生素和其他适当的全身治疗。

二、切口裂开

(一) 概述

切口裂开指手术切口部分(任何解剖层)或全层裂开。

(二) 病因及病理生理

切口裂开的原因很多,包括切口的选择、缝合方法和使用的材料,以及患者其他身体原因,如糖皮质激素或免疫抑制药物的使用,输液、电灼器使用不当,手术前后腹内压增加,急诊手术,营养不良,肾功能衰竭,恶性肿瘤,年老体弱,肥胖,黄疸,糖尿病,贫血,腹腔积液,维生素C缺乏,缺锌,伤口感染,手术阶段行放化疗等。

(三) 诊断

在伤口愈合过程中,由于胶原纤维的增殖,切口部位可能会形成较硬组织。手术后任何时间均可发生切口裂开,但一般在术后7~9天内更常见。

(四) 预防

切口裂开是一种严重的并发症,会增加患者的痛苦,甚至带来致命危险。因此,相关医务人员在临床实践中应积极注意切口,防止切口裂开发生。

(五) 治疗

1. 切口部分裂开的治疗

第一,感染及术后脂肪液化,伤口血肿、积液等都会导致切口裂开。主要原因是切口皮肤或皮下组织的创面愈合效果不好,切口处肉芽组织增生效果不理想。治疗期间需拆线,清除传染源,用3%的呋喃西林、双氧水或甲硝唑溶液清洗切口,清除坏死组织,放置引流条,增加敷料更换次数,并去除旧的或坏死的组织,并根据药敏试验和细菌培养结果在切口部位进行抗感染治疗和物理治疗。当创面清洁、肉芽组织仍新鲜时,视切口情况,将切口闭合或用宽带蝴蝶胶黏合两次,腹部包扎并固定切口。

第二,小面积裂开的深切口,皮肤缝线完好无损。只有筋膜或腹膜有少量撕裂,且无憩室或肠管突出腹腔外或腹壁受压等器官风险,切口两侧腹壁组织居中,用变形胶带固定以减少切口张力。

第三,切口大、深且不完整。在小肠或大肠从腹腔突出的情况下,由于有内脏器官嵌顿和坏死的可能性,需要手术治疗。在肌肉松弛剂麻醉效果较好的情况下,需要对手术野进行严格消毒。移除缝合线以分离皮肤、肌肉或皮下组织,暴露大网膜或肠。注意纵隔内血供是否正常或肠壁颜色是否正常,若腹壁组织水肿、坏死较轻,解剖结构正常,可在解剖基础上折叠缝合不同组织层。减压线必须在腹膜和腹膜内。在两者之间,切勿刺穿腹膜,以免因肠道压力而导致肠瘘。

对于腹壁肿胀、坏死严重的切口,如果组织脆弱,不能分层缝合,可用粗丝线、金属丝、尼龙线进行全层缝合, 术后积极营养支持及抗感染治疗。

2. 切口完全裂开的治疗

连接腹腔与外界的切口完全断裂,内脏脱出,导致腹腔感染细菌,甚至休克,会造成严重后果,需要迅速缝合切口。首先安慰患者,稳定患者的情绪。要求患者弯腰,不要用力,不要咳嗽,尽量放松腹部,必要时给予镇静,防止病情加重。立即用温湿的无菌敷料包扎内脏,或用单独的肠溶管或袋包扎内脏,用碗消毒,用消毒剂轻轻按压。不要将未加药的器官直接放入腹腔,否则容易造成腹腔感染。患者经镇静、镇痛后,立即送至手术室,全身麻醉,用生理盐水冲洗肠道和大网膜,然后返回腹腔,用新霉素溶液清洗切口。若伤口轻度感染或腹内压升高引起急性切口出血,可采用多层缝合+减压缝合。当感染较重的切口早期裂开无法缝合时,将器官放回腹腔,用绷带包扎肠道表面,用长纱布垫在切口上,将一端拔出。无菌绷带拉腹壁加强包扎。

第二节 术后心血管系统并发症

循环系统的术后并发症可能危及生命。对于有心脏病或高血压病史的患者,充分的术前准备可以减少并发症的发生。手术后持续心电图监测可以及早发现情况,及时预防危及生命的心血管疾病。

一、术后心肌缺血或梗死

(一) 概述

心肌缺血或梗死是潜在心血管疾病患者术后死亡的危险因素之一,也是死亡的主要原因之一。老年、腹部手术患者术后心肌缺血或急性心肌梗死的概率为8%,术前有冠心病的患者术后心肌缺血的发生概率为8%,这应该引起重视。

(二) 病因及病理生理

心肌梗死的根本原因是冠状动脉粥样硬化,导致冠状动腔变窄,心肌供血不足。当某些刺激因素出现时,冠状动脉供血会迅速减少,即发生心肌缺血,如果持续1小时以上,就会表现为心肌梗死。具体原因如下:①冠状动脉粥样硬化和冠状动脉血栓形成;②心肌灌注减少;③心肌需氧量增加;④冠状动脉痉挛;⑤术后发生血栓及栓塞。

对于术前有冠状动脉疾病的患者,术后心肌缺血最可能的原因如下。①这些患者有严重的冠状动脉疾病,常需要动脉血管扩张剂,但术后往往不能及时服药。在后应激状态下,当心肌需氧量增加时,由于阻塞性冠状动脉疾病,流向心肌的血流量不能增加,容易导致心肌缺血。同时,腹部手术尤其是胃肠手术后,无法进食和饮水等原因导致手术后无法及时提供血管扩张剂,导致病情加重。②手术时间较长。手术1小时内发生心肌梗死的概率为1.6%,6小时内最高为16.7%。③抑制心肌收缩力的麻醉药,如氟烷、安氟烷、异氟烷、甲氧氟烷等,抑制程度随吸入浓度增加而增加。

术后应激和心肌需氧量的增加,机体会通过增加心率来满足需求,但老年患者因冠心病长期心动过速会加重心肌缺氧和低氧血症。心动过速主要是通过缩短心肌的舒张期完成,而冠状动脉供血大多在舒张期完成,在节律性心动过速期间冠状动脉供血不足,导致心肌缺氧和缺血。

(三) 临床表现及诊断

由于镇痛药和麻醉药的持续作用,50%以上的术后心肌梗死患者是无症状的。一些患者在手术后会出现胸痛。胸痛位于胸骨上方或中间,伴有压力感、频繁出汗、易怒和恐惧,应该接受精神治疗以外的治疗。如果出现心律失常,尤其是反复出现并伴有发热、低血压或原因不明的呼吸困难,应考虑心肌梗死的可能。在体征上,可能会听到"摩擦声"或"疾驰声"。诊断主要基于心电图、血清心肌酶和影像学检查。心电图的特征是深宽Q波、倒T波、上升S—T段。值得注意的是,部分术后患者在心肌梗死期没有Q波。血清乳酸脱氢酶和天冬氨酸转氨酶升高以及肌酸磷酸激酶(CPK—MB)升高对心肌梗死的诊断具有特异性。此外,彩色和血流动力学多普勒超声心动图可能提示局部心脏运动异常;放射性核素扫描可以显示心脏病发作的程度和部位。

(四) 预防

仔细询问病史并定期进行64层CT或心电图检查。对于有心肌梗死或心绞痛病史的患者,最好推迟手术。心绞痛患者应推迟3个月,有心肌梗死病史的患者应推迟6个月。复发性心肌梗死的术后死亡率可高达50%~70%。充血性心力衰竭的术前治疗,可能使用心脏保护药物。在某些情况下,对于有明显心绞痛的患者,可在大手术前进行冠状动脉旁路移植术或血管成形术。预防活动中和活动后的低血压,维持充足的氧气供应,及时补充血容量,纠正心律失常和水、电解质紊乱。在不确定胸痛是否为心源性之前,必须排除心肌梗死或心肌缺血的可能。术后护理观察不应基于患者主观感知,应注意心电图上T段和S—T段的变化。如果老年人突然出现不明原因的心力衰竭和休克、中风、严重的左心衰竭或心律失常、消化道出血、心动过缓等,要及时检查心肌酶和心电图,排除心肌梗死的可能。

(五) 治疗

减少患者焦虑,让患者感到舒适和平静,给予适量镇静剂,确保患者吸入足够的氧气,动态监测心脏功能、心率和血压。为纠正体液和电解质紊乱并消除疼痛,可肌内注射哌替啶 $50 \sim 100$ mg。血管扩张剂减少心脏的前后负荷;增加心肌的血液供应,可用硝酸异山梨酯或硝酸甘油10 mg舌下含服。静脉滴注100 mL葡萄糖注射液中加入硝普钠 $5 \sim 10$ mg,或加入钙通道阻滞剂或β受体阻滞剂,可减慢心率,降低心肌耗氧量。在严重的情况下,应监测肺动脉楔压(PAWP)以指导液体复苏,可在心肌梗死发作后 $3 \sim 6$ 小时内考虑溶栓治疗。尿激酶在30分钟内从100万U到150万U静脉内给药,然后以每分钟 $6000 \sim 24000$ U的速率给药。积极纠正心律失常,室性心动过速或室性早搏可能是致命的,因此应尽快静脉注射利多卡因 $50 \sim 100$ mg。如有必要,可每10分钟重复一次,直至剂量达到300mg,然后可改为100 mL5%葡萄糖注射液加100 mg利多卡因以 $1 \sim 3$ mL/min的速度静脉注射。心力衰竭患者必须积极使用利尿剂和血管扩张剂治疗,但必须注意不要服用洋地黄制剂,以免增加心肌耗氧量。对于重症心肌梗死,如果患者病情允许,可尽快行冠状动脉造影和支架置入术或球囊血管成形术,以扩张冠状动脉,恢复血流,缩小心肌梗死范围。必要时可进行冠状动脉搭桥手术。

二、术后心律失常

(一) 概述

心律失常是手术后常见的循环系统并发症。据统计,在非心脏手术的情况下,发生率约为2.5%,大部分患者术后无明显症状或被其他不适症状所掩盖。

(二) 病因及病理生理

常见原因有如下几点。①老年患者常伴有高血压,同时冠状动脉供血不足,发生心律失常的可能性较高,70岁以上的人可高达40%。②手术创伤、疼痛、感染、发热等应激引起交感神经兴奋,易引起心房或心室过早收缩,它还可能导致血压过度波动。高血压会增加心脏负担,容易引起室性心律失常。低血压可导致组织灌注不足、代谢性酸中毒、心肌缺氧,并可能导致心律失常。③术后水、电解质、酸碱紊乱易引起心律失常,如低血压可引起室上性心动过速,低钾血症可降低心肌自主性,引起心脏电传导和节律异常,引起室性和室上性心动过速,严重者可引起心室纤维化;高钾血症可引起房室传导阻滞、心动过缓或心律失常,严重者甚至导致心脏骤停;低钙血症会导致室性心律失常;高钙血症可引起心动过缓或心脏骤停。酸中毒容易降低心肌收缩力,引起心律失常。④低氧血症、洋地黄中毒、麻醉应激反应、血管手术等,可引起剧烈的血流动力学变化,导致冠状动脉供血不足及心律失常。

(三)临床表现及诊断

大多数术后心律失常患者无症状,但部分患者主诉胸痛、心悸、脉搏间断、头晕、大汗、乏力或气短,严重者可出现抽搐、紫绀和心搏骤停。临床表现取决于心律失常对血流动力学的影响程度,诊断必须基于心电图检查。最常见的临床形式有窦性心动过速、心动过缓、窦性停搏、房性早搏、室上性心动过速、心房颤动、室性心动过速、心室颤动等。

(四)预防

术前应进行全面检查,详细询问病史,对于心肺疾病患者,应做好充分的准备,采取必要的治疗措施。

手术时应根据病情使用麻醉药,全身麻醉下插管动作应轻柔、熟练,以减少对咽喉的刺激,避免迷走神经反射;术中注意血气、电解质变化,保持良好的通风,避免二氧化碳积聚;手术操作应温和,尤其是胃肠道手术和胆道手术,因为过度牵拉会刺激迷走神经兴奋,导致心动过缓或其他心律失常。

注意保持水、电解质和酸碱平衡,特别是监测血钾,避免缺氧等增加应激反应的不良刺激;保持血压稳定,避免高血压或低血压;减少肺部感染和呼吸功能障碍。

(五)治疗

除有基础疾病的患者外,大多数患者术后心律失常只是暂时性的,在清除异物后可纠正,如改善呼吸功能,吸氧,补充体液,输血,纠正水、电解质紊乱和酸碱失衡。

三、术后高血压

(一) 概述

术后高血压多数与原有高血压有关,少数也可由其他因素引起,多为一过性中度高血压。但术后血压过高会引起脑出血、左心衰竭、心律失常、心肌梗死等危险,需适当治疗。

(二) 病因及病理生理

不受控制的术前高血压;过多的液体摄入增加血容量,或者是对心脏功能障碍的继发反应。

与手术相关的诱发因素有:①低氧血症和高碳酸血症;②呼吸功能障碍,体内残留的麻醉剂或肌肉松弛剂也会使血压升高;③术后疼痛、精神紧张、尿潴留使交感神经兴奋增加,儿茶酚胺分泌增加,血压升高;④手术后,输血过多或过快,循环超负荷;⑤升、降血压药物和止痛药使用不当。

(三) 临床表现及诊断

绝大多数患者无明显症状,仅在术后随访中发现,部分患者偶有头痛、头晕、视力障碍、耳鸣、乏力、情绪变化等症状。少数患者可出现严重高血压,导致心、脑、肾并发症,如胸痛、意识模糊、血尿等。

(四) 预防

术前血压明显升高的患者,应给予药物控制,但不宜过快降压。一般来说,收缩压应维持在 140~160 mmHg,舒张压应维持在 90~100 mmHg。如果控制不良,应延迟手术。手术过程中应注意避免麻醉剂的积聚。术后适当使用镇静、镇痛药,适当补液,防止尿潴留。

(五) 治疗原则

有症状的高血压应尽快降低,首先要排除诱发因素,术后给予吸氧,给予适当镇静、镇痛,吸氧,保持呼吸道通畅。对于急性尿潴留患者,导尿可能会减少血容量。如果麻醉消退后血压仍然升高,应给予适当的降压药,如舌下含服硝苯地平、静脉注射硝酸甘油。对于手术时间长、体液潴留的患者,可使用利尿剂纠正过量补液,以增强降压效果。

第三节　术后呼吸系统并发症

尽管手术和麻醉技术不断改进,呼吸系统疾病仍然是最常见的术后并发症,并且在急诊手术后更为常见。手术后25%患者的主要死因是肺部并发症。呼吸系统并发症的高危因素是吸烟、肥胖、高龄和工业污染。既往患有慢性肺部疾病的患者更容易出现呼吸系统并发症,其他包括延长全身麻醉、鼻胃管放置等。腹部手术后,患者因害怕疼痛而不愿深呼吸或咳嗽咳痰,导致肺液排出困难,增加出现呼吸道并发症的可能性。

一、术后肺不张

(一) 概述

肺不张是指手术后无法打开小气道和肺泡,这是全身麻醉后最常见的并发症。腹部大手术后肺不张的发生率为10%~20%。尤其是上腹部术后肺不张越来越常见。

(二) 病因及病理生理

1. 患者有呼吸系统基础疾病史

尤其是急、慢性呼吸道感染患者,肺部分泌物较多;长期吸烟的患者,尼古丁会损害支气管黏膜的保护功能。呼吸道感染,引起气道阻塞,使气道阻力增加,气体交换受损,肺泡萎缩。此外,年老体弱者不能用咳嗽排出分泌物,气道阻塞或支气管痉挛可阻碍肺泡内的空气被吸收而引起塌陷,引起肺不张。如果由于潮气量低或缺乏间歇性深呼吸,可以抑制肺泡表面活性剂的释放,从而导致肺不张形成。

2. 与手术操作相关因素

(1)腹部手术。

特别是上腹部手术,切断神经后,对膈肌和腹肌有一定的损伤,会引起呼吸受限。同时,患者不希望切口疼痛,不愿咳嗽,从而容易使肺泡和小支气管内的分泌物积聚,逐渐变稠而难以排出,造成支气管阻塞。在肺泡内被组织液和血液吸收,使肺泡内压力降低,肺萎陷。

(2)术中失血量过大。

特别是肺灌注量低于1500 mL,会损伤肺泡Ⅱ型细胞,影响肺泡表面活性物质的形成,使肺泡张力降低,导致肺泡塌陷和肺萎缩。

3. 与麻醉相关因素

全麻插管时引起肺部感染,插管可刺激气道分泌物,术中麻醉药剂量过大,肌肉松弛时间过长,术后使用镇静剂或镇痛剂抑制患者的呼吸活动和咳嗽反射,导致气管内的分泌物积聚。抽吸和术后麻醉反应也是重要的推动因素。

4. 与术后护理相关因素

术后伤口疼痛、患者不敢深呼吸、术后约束姿势、伤口敷料过紧等会影响深呼吸和咳嗽,潮气量、肺活量降低,小气道狭窄和闭合,肺泡塌陷,功能性气体交换面积减少,分流流量增加,均会导致肺不张。

(三) 临床表现及诊断

肺不张随支气管阻塞的程度和大小而异。有些可能只有视觉变化而没有临床症状。通常发生在手术后24～72小时内,单侧肺不张程度超过30%时可出现临床症状。与广泛肺萎缩相关的阻塞,过早的肺低灌注导致通气不平衡,主要表现为急性缺氧、烦躁、呼吸困难、心率加快和血压升高,时间长了会出现呼吸困难、鼻翼扇动、血压下降、体温升高,甚至因缺氧和(或)二氧化碳潴留而昏迷。体格检查时,肺不张区(更常见于肺底部)的呼吸音在听诊时减弱或消失。如果肺不张持续超过72小时,必然会发生肺部感染,患者会出现发热等症状。X线检查显示膈肌升高,肺叶体积减少,肺不张时透明度增加,通常有三角形阴影,心尖转向肺门。在病情严重或存在相关炎症的情况下,膈膜和肺可能会移位。

(四) 预防

在手术前进行常规气雾剂制备,在择期手术前戒烟,通常持续2周以上,最好长达8周。急性上呼吸道感染患者,一旦感染得到控制,应接受手术治疗。术前指导患者练习深呼吸和咳嗽,练习吹气球或密闭水瓶,锻炼生存能力,提高功能性肺泡利用率。全身麻醉后,尝试吸出呼吸道分泌物,同时向肺部吹一些空气,而不是100%氧气;给予抗生素以预防感染;指导患者进行术后恢复锻炼,鼓励患者及早锻炼,防止误吸等。

(五) 治疗

肺不张的主要治疗目的是清除支气管内的分泌物,促进肺泡扩张。具体做法是鼓励患者深呼吸和咳嗽,帮助患者翻身,叩击背部,能有效地排出液体。痰液黏稠的患者可给予雾化吸入或使用祛痰剂。如果患者无法咳嗽,可将导管插入气管或支气管以吸出痰液。全肺叶或全肺不张患者也可以使用纤维支气管镜在直视下吸痰或进行肺灌洗。必要时,可使用吸入性支气管扩张剂和祛痰剂。感染患者可根据痰培养选择合适的抗生素。另外,对于呼吸较浅的患者,可适量使用镇痛剂,帮助患者深呼吸,减少肺不张,但应注意镇痛剂的剂量,以免影响呼吸中枢。如以上方法仍无改善,需进行气管插管,用IMV、PEEP方法支持呼吸,同时需增加吸痰量。

二、术后肺部感染

(一) 概述

术后肺部感染是手术患者常见的感染并发症之一。据统计,腹部手术后肺部感染的概率约为20%。一般来说,手术越靠近横膈膜,肺部感染的可能性就越大,并且在所有情况下都是医院获得性肺部感染。约75%为术后患者,术后重症肺炎的死亡率可高达20%~40%。

(二) 病因及病理生理

1. 误吸

误吸是术后患者肺部感染的重要原因之一。咳嗽反射正常的人气管黏膜功能正常,黏蛋白系统完整,肺泡巨噬细胞活力良好,通常不会出现感染。然而,气管插管和鼻胃管放置会增加误吸的机会。使用镇静剂、止痛药时,患者常有咳嗽反射微弱,病情严重时不能有效打开气道。此外,插管、机械通气等侵入性操作可降低气管黏膜的通畅性,并且手术过程中和手术后的缺氧、肺水肿、皮质类固醇使用等各种原因,都会破坏肺泡巨噬细胞的功能,从而降低机体对抗感染的能力。

2. 手术因素

通过插管、麻醉机、呼吸机和加湿器、雾化器吸入的污染空气到达肺部,进入下呼吸道深处,达到一定浓度即可引起感染。主要是革兰阴性杆菌,这些细菌通常生活在机器的潮湿部位。

一些麻醉剂和镇静剂的使用可抑制患者的呼吸中枢和咳嗽反射中枢,降低祛痰能力;挥发性麻醉剂会刺激呼吸道并增加分泌物;同时,麻醉剂抑制呼吸道纤毛的运动不利于分泌物排出。

手术持续时间过长,住院时间过长,都可增加肺部感染的机会。短期内再次手术患者易发肺部感染。

3. 全身因素

有严重基础疾病的患者,如慢性阻塞性肺疾病、糖尿病、肝病、严重肾病、免疫功能低下、营养不良等易发生肺部感染。另外,抗生素使用不当会导致双重感染。

手术后,患者抵抗力下降,呼吸道正常净化能力下降,为病原菌在下呼吸道侵入、驻留和繁殖创造了条件。

术后伤口疼痛的患者不敢咳嗽或剧烈咳嗽,因此分泌物滞留在气道内,势必导致呼吸功能受损,肺泡通气量减少,死腔增加,造成肺组织缺氧,肺泡表面活性物质降低、肺泡塌陷、肺不张和感染。

(三) 预防

增加术前知识和教育,防止交叉感染,加强营养,提高手术耐受性。建议患者在手术前两周戒烟以减少气道刺激。术前进食易消化、不易引起不适的食物,并按要求做好相应准备,防止术后腹胀、呕吐。

呼吸功能训练:对于腹部大手术的患者,要制订有针对性的呼吸功能锻炼计划,以减少并发症发生。

麻醉诱导后快速轻柔插管,缩短术后插管和机械通气时间,及时拔除胃管。酸抑制剂的应用可减轻门德尔森综合征。

(四) 治疗

主要包括清除气管内分泌物及应用抗生素治疗。

三、术后肺水肿

(一) 概述

腹部手术后发生肺水肿的概率较低,常见于老年、体弱和新生儿患者,也可发生于已有左心衰竭的心脏病患者中。

(二) 病因及病理生理

术中失血及体液丢失,尤其是腹部手术后,肝功能下降,胃肠道积液增多,年老体弱的患者,大多出现术后血清蛋白降低。血浆胶体渗透压降低,血液渗入肺泡和间质,超过肺的吸收能力时可能形成肺水肿。

(三) 临床表现及诊断

起病突然,患者常呈坐位,呼吸困难、气短、出汗、口唇青紫、静脉曲张,有时咳出大量粉红色泡沫痰,严重者可发生心源性休克。体格检查显示心率增加,呼吸频率高达 30 ~ 40 次/分钟,血压升高,心尖部可闻及奔马律,双肺广泛听到湿啰音。胸部 X 片显示肺纹理明显增加、增厚、边界模糊,肺密度增加,可见蝶形开口大阴影,从肺门向周围延伸。心电图有时可以检测到心律失常或心肌梗死。

(四) 预防

严格维持体液平衡,尤其是有心脏病史的患者,应通过控制体液量进行管理。同时,在输液过程中要注意观察血管和听心肺,有助于提前发现肺水肿。对于输注大量液体的病例,可在术前放置中心静脉导管,观察中心静脉压以指导补液。术后强化营养支持,维持血管内渗透压,吸氧,保持呼吸道通畅,咳嗽、咳痰,尽快拔除胃管,下床活动。主动预防休克和感染。

(五) 治疗

发生肺水肿时,首先应让患者取坐位或半卧位,以减少流向心脏的血流量;立即减慢输液速度或停止输液,并吸入乙醇以降低肺泡表面张力;应用利尿剂以降低肺循环中的容量和静水压;增加心输出量,可以静脉注射吗啡,或使用血管扩张剂如硝酸甘油、硝普钠等扩张体静脉;使用糖皮质激素可降低毛细血管通透性,减少炎性渗出液,有助于减轻肺水肿。如果上述措施不能缓解,可以采用机械通气和呼气末正压通气(PEEP)来增加氧饱和度。

四、术后肺栓塞

(一) 概述

来自全身静脉系统或心脏的血栓进入肺动脉,阻塞主肺动脉或其分支,称为肺栓塞。术后肺栓塞是一种常见并发症。据统计,美国每年约有20万人死于肺栓塞,年发病人数超过50万人。肺栓塞是手术后突然死亡的主要原因。术后肺栓塞主要起源于下肢深静脉和心脏血管,血凝块脱落并随血液流入肺动脉,导致肺栓塞。

(二) 病因及病理生理

年龄是主要因素,本病多见于中老年患者。手术后因疼痛长时间卧床,缺乏运动导致血液回流缓慢,形成瘀血,或口服避孕药,或孕妇脱水导致血液黏稠度增加,容易在下肢形成深静脉血栓。血栓一旦形成,在剧烈活动、用力排便、突然改变体位的情况下,静脉壁上的新鲜血栓与血管壁粘连不牢,很容易脱落进入肺部,导致肺栓塞。患有心脏病的患者,尤其是充血性心力衰竭和心房颤动的患者,血栓更容易脱落并导致肺梗塞。怀孕除了会增加孕妇的血液黏稠度外,还会压迫盆腔血管,阻碍下肢反流,也容易发生深静脉血栓和肺栓塞。高血脂、吸烟和自身免疫性疾病也是血栓形成的危险因素。

(三) 临床表现及诊断

典型的肺栓塞是突然发作,具有呼吸困难、胸痛和咯血3个主要症状。部分患者可有精神症状、下肢水肿,伴有低热,体温多为37.7～38.3℃。临床检查发现紫绀、低血压、脉压降低、心动过速或奔马律,听诊区第二心音增强,有胸膜摩擦音。血液检查通常显示乳酸脱氢酶(LDH)、胆红素和天冬氨酸转氨酶(AST)正常。动脉血气分析提示低氧血症,如果没有,就不是肺栓塞。胸片可能显示肺透明度增加、肺动脉节段扩大和右心室扩大。有时可以看到栓塞区域的血管造影缩小。如果有大面积栓塞,后期出现典型的楔形周边浸润,可能伴有胸膜反应。

如果胸部 X 线片未显示肺栓塞的特异性征象,则需依靠肺动脉造影或胸片确定。①肺灌注显像为静脉注射 99 m 锝或 ^{131} 碘人血清蛋白、放射性同位素示踪剂。该测试可能会反映肺动脉灌注情况,并可能发现灌注不足的区域。如果检测到多个(超过 4 个)肺段或肺叶灌注扫描缺陷,则表明肺栓塞的发生率非常高。结合肺血管造影有助于肺栓塞的更特异性诊断。②通气复查,采用氙气通气显示吸气气流分布,区分低灌注区和低通气区,可提高肺灌注扫描的灵敏度。典型表现是灌注显像正常通气区有缺陷。③肺动脉造影是唯一可靠的诊断方法。当诊断有疑问时,血管造影是合理的。48 小时内进行 X 线片检查,结果非常可靠。表现为肺动脉分支明显阻塞或充盈缺损,常累及肺动脉。

(四) 预防

对于术前有房颤或血栓栓塞病史的患者,术前应监测凝血酶原时间(PT)和国际标准化比值(INR)。术前考虑使其保持在 1.5 ~ 3.0, 如果高于 3.0 可以给予维生素 K 或使用新鲜冰冻血浆来降低 INR。术中防止肝静脉、下腔静脉等大血管破裂,防止空气进入血液循环系统。下腹部手术和盆腔手术后,静脉回流主要通过加强和抬高患者下肢来促进。不能主动活动者,可在家人或护士的帮助下进行被动下肢活动。患者从麻醉中苏醒后,可指导其在床上进行踝关节屈伸运动。鼓励患者早期下床,使用弹力袜,避免使用抗凝剂,应密切观察患者的下肢。当发现或怀疑患者有肺栓塞指征时,必须指示患者绝对卧床休息,并尽快治疗。

(五) 治疗

肺栓塞起病迅速,进展迅速,可导致猝死,通常需要紧急护理。对于持续性、难治性低氧血症患者和经肺血管造影、血管造影证实为肺栓塞的患者,应卧床休息、吸氧,并给予大剂量阿托品预防迷走神经反射,并积极进行心肺复苏;呼吸困难、昏迷等严重缺氧者应插管,呼吸机支持呼吸并保持稳定的呼吸循环。如果栓塞位于主支气管,则有胸腔镜取栓指征,开胸可用于在直视下清除血栓或插入导管进行介入治疗。

第四节 术后消化系统并发症

一、术后急性胃扩张

(一) 概述

急性胃扩张是指十二指肠和胃的急性和极度扩张,体腔内大量气体和液体蓄积,常伴有脱水、大量呕吐、电解质紊乱。如果不及时正确治疗,死亡率非常高。常发生于全身状况不佳、营养不良、缺钾、酸中毒、尿毒症、肾上腺皮质功能减退症、严重外伤、感染等患者。它最常发生在骨盆手术后,然后是胆囊、胆管、疝气和阑尾手术后。

(二) 病因及病理生理

目前,这种并发症的真正病因尚不清楚。部分患者在手术或麻醉后因氧气面罩吸入大量空气引起;有些与腹部手术后持续性幽门痉挛有关。现在多数学者认为胃轻瘫可能是主要机制。

胃轻瘫的原因有以下两点。①腹部手术后,交感神经受到强烈刺激或迷走神经受到过度抑制,导致胃痛。摄入的液体、消化液和气体滞留会导致胃扩张。②患者因低钾或毒素吸收作用,使胃动力降低。胃腔扩大后,小肠被向下推到盆腔,肠系膜上动脉收缩并压迫十二指肠的第三部分,导致十二指肠液、胰液、胃气、分泌物和胆汁大量积聚。胃腔越扩大,胃压力越大,造成胃黏膜充血、胃出血或分泌物增多,胃扩张得更明显,小肠往下推得更深,形成恶性循环。

极度扩张的胃有时会占据腹腔的一半以上,胃壁变得极薄,胃原有的皱襞消失,胃壁变得更光滑,可能会有出血,在严重的情况下,胃壁会因缺血而坏死和穿孔。

(三) 预防

腹部手术患者术前应插入鼻胃管,术后保持胃肠减压,直至胃肠功能恢复,这是预防急性胃扩张最有效的措施。腹部手术时,尽量避免不必要的组织损伤,全身麻醉诱导尽量稳定。如果胃内残留食物较多,胃肠减压无效,可在局麻下进行胃减压,术后早期进行康复锻炼。

(四)治疗

有效的胃减压是防治急性胃扩张的有效措施。如不及时治疗,会造成胃黏膜静脉阻塞、充血或出血,最终造成局部坏死、穿孔。因此,早期发现时应抽吸消化液,吸出胃液,用温盐水多次冲洗,继续减压,直至抽吸出的液体性质正常。同时,纠正水、电解质和酸碱失衡,严格记录24小时液体进出量。如果条件允许,可经常变换体位,以减轻肠系膜上动脉的张力,消除十二指肠受压。胃扩张通常不需要手术治疗。只有当患者进食过多,胃内有大量食物无法通过鼻胃管直接引流时,才应考虑行胃切除术,去除胃内容物并缝合。手术后继续胃肠减压,并使用抗生素预防感染。

二、术后应激性溃疡

(一)概述

应激性溃疡是由多种原因引起的,包括外伤、感染、休克和某些药物引起的胃壁急性溃疡或侵蚀。这是一种严重的并发症,经常发生在危重患者身上。

(二)病因及病理生理

1. 创伤、休克

由于手术创伤和各种原因所导致的低血容量性休克造成的应激性溃疡,与创伤及休克的严重程度呈正相关。

2. 严重感染

与一般人群相比,严重感染的患者更容易发生应激性溃疡。在腹部手术中,最常见的是急性梗阻性胆管炎、压迫性腹膜炎和腹部手术引起的严重感染。

3. 药物

非激素类抗炎药如吲哚美辛和含有水杨酸的制剂会损伤胃壁。此外,门静脉高压引起的胃损伤、营养不良和胆汁反流也是应激性溃疡的危险因素。

(三) 临床表现及诊断

突发的无痛性恶心和黑便是应激性溃疡患者大量出血的特征。出血量大时以褐色、鲜红色为主。黑色大便出现,然后是像焦油一样又黑又亮的大便。腹部手术后应激性溃疡出血通常发生在手术后 3 ~ 10 天内。严重感染的患者在早期可能会出现大量出血。

手术后进行胃肠减压的患者会在鼻胃管中吸入大量血液。患者常有内出血症状,如心悸、气短、脉搏加快、呕吐前气促。在严重的情况下,可能会出现休克。

上腹部疼痛。 约 4% 的患者有上腹痛。

腹部检查未见阳性体征。胃镜检查可发现胃黏膜有不同程度的充血、水肿、浅表溃疡、糜烂。

当溃疡发生穿孔时,上腹部会突然出现剧烈的疼痛,然后蔓延到整个腹部,腹肌紧张等也随之消失。X 线片可以看到膈膜下游离空气。

(四) 预防

防止胃黏膜损伤发展为溃疡的基本措施:保护重要器官功能,纠正血容量不足,预防和控制严重感染以及其他引起胃黏膜损伤的因素。手术前后尽量减少使用损害胃黏膜的药物,如激素、抗生素、水杨酸制剂和其他非处方抗炎药。

(五) 治疗

1. 原发病治疗

消除病因,补充营养,控制感染,纠正休克,维持水、电解质和酸碱失衡,改善肌肉功能。卧床休息,禁食,插入鼻胃管,胃肠道持续减压,减少胃酸,保护胃黏膜,维持呼吸道通畅,减压镇痛。适当的胃肠减压可以清除血凝块和胃液。同时,必须使用抑酸药和抗酸剂,以降低胃内氢离子浓度,提高胃内 pH。

密切监测脉搏、血压、血红蛋白、红细胞计数,观察黑便、吐血等,以估计出血量。如果无效,打开静脉通道,给予液体扩张,必要时输血。

2. 止血治疗

止血药的应用:可静脉使用氨甲基苯甲酸、硫酸盐、巴曲酶等止血药。

巴曲酶可静脉和肌注给药,必要时可反复使用,但要注意血栓形成;可用奥曲肽,皮下注射0.1 mg/次,具有抑制胰酶等消化酶分泌,减少胃液、十二指肠液等消化液分泌的作用。

局部止血:可以用500 mL的冰盐水,多次泵入鼻胃管,将水冲出,可促进胃血管收缩,帮助止血;在200 mL冰盐水中加入8 mg去甲肾上腺素,鼻胃管注射后关闭鼻胃管,保持30~40分钟,负压抽吸后,每3~4小时可使用一次以收缩血管胃内壁;将1000 U的凝血酶加入50 mL生理盐水中并通过鼻胃管注射。凝血酶可作用于局部毛细血管,改善外源性止血。

内镜止血治疗:可用内镜注射或喷雾止血,或者热凝止血。

介入治疗:血管造影后寻找大出血血管,进行选择性动脉栓塞,或在弥漫性出血的情况下通过胃左动脉注射垂体药物。

3. 手术治疗

当以上措施均无效时,可考虑手术治疗。手术方法包括选择性迷走神经消融加引流术、迷走神经消融加缝合胃内出血、胃外结扎术,副胃切除术,全胃切除术等。

第五节 术后泌尿系统并发症

一、术后尿路感染

(一) 概述

尿路感染是常见的术后并发症,并且是常见的院内感染,多为逆行性感染。尿路感染在手术后很常见,主要是有急性肾盂肾炎、急性膀胱炎和急性尿道炎。

(二) 病因及病理生理

1. 急性肾盂肾炎

急性肾盂肾炎主要是由于下尿道逆行性感染,通常是单侧的,多见于女性。

正常情况下,由于年老体弱、基础疾病(如糖尿病)、肝肾疾病或功能障碍、手术创伤,机体抵抗力下降,导致细菌入侵;卧床休息、伤口疼痛和无法排尿,会导致尿潴留过多,增加机体对感染的易感性,有时会导致双重感染。常见的致病菌有变形杆菌、大肠杆菌、嗜氧杆菌等,继发感染一般为真菌感染。

2. 急性膀胱炎

急性膀胱炎多由尿潴留引起。有时也由导管插入或长期室内导管插入过程中无菌技术不达标引起。尿液残留增加,膀胱正常防御机制下降,导致细菌定植和快速繁殖,从而导致感染。

3. 急性尿道炎

急性尿道炎多是由无菌操作不严或长期留置导尿或导尿时损伤尿道黏膜所致。

(三) 临床表现及诊断

急性膀胱炎常伴有尿道炎和前列腺炎,主要表现为尿频、尿急、尿痛,有时终末有少量尿血,排尿困难。全身症状较轻,常规检查尿中含有大量红细胞、白细胞和脓液。

急性肾盂肾炎除膀胱刺激症状外,还可能伴有患侧腰痛、肾区疼痛、全身寒战、发热,尿液分析中白细胞、红细胞、脓细胞增多,大量中期泌尿镜检可发现白细胞和细菌。

(四) 预防

在手术前,要积极治疗泌尿系统疾病或其他慢性疾病(如糖尿病),以增加患者抵抗力。手术后采取的主要措施是防止尿潴留,减少导尿时间,减少不必要的尿道操作,严格无菌操作和无菌管理。据统计,单次导尿后发生尿路感染的概率为1%～2%,短期(＜48小时)导尿的患者中约有5%出现细菌感染,多次导尿后尿路感染的发生概率为50%。

(五) 治疗

主要使用有效抗生素,如磺胺类、喹诺酮类和氨基糖苷类。也可以依赖中期尿路培养和药敏测试结果。下尿路感染,特别是膀胱炎,属浅表黏膜感染者,可使用甲氧苄啶磺胺甲恶唑(TMP—SMZ)、卡那霉素、氨苄青霉素;前列腺炎或肾盂肾炎是深部组织感染,需要大剂量抗生素才能有效杀菌,可用第二、第三代头孢菌素或氨基糖苷类抗生素。多喝水以确保充足的尿液流向膀胱并确保排尿顺畅。颠茄可以口服以减少膀胱颈感染的发生率。口服碳酸氢钠碱化尿液以减少刺激并缓解尿急、尿频和排尿困难的症状。使用室内三腔导尿管患者可进行膀胱冲洗,也可采用磁热振荡或激光等局部理疗。

二、术后急性尿潴留

(一) 概述

术后排尿困难的现象较为常见,尤其是在会阴部、盆腔手术及老年人椎管内麻醉,特别是蛛网膜下腔阻滞麻醉后多出现排尿困难。

(二) 病因及病理生理

第一,麻醉后尿反射被抑制。蛛网膜下腔阻滞麻醉更常见,也可见于全身麻醉的患者。

第二,会阴、盆腔手术。会阴和盆腔手术可能会损伤生殖器官的神经肌肉束,或者由于手术过程冗长,可能会因膀胱受压而削弱膀胱功能。当阴道或肛管内有肿瘤时,会引起膀胱括约肌痉挛。

第三,腹部手术后切口疼痛。腹部手术后切口疼痛会影响腹肌收缩,降低腹内压,引起膀胱括约肌反射性收缩;过量使用镇静剂和镇痛药,或使用抗胆碱能药物,会引起尿频、尿痛。

第四,精神因素及不熟悉床上排尿,或有尿路梗阻原因,如前列腺增生、尿道狭窄等。

第五,术中大量输液,膀胱内尿量超过500 mL,会对膀胱的收缩力产生影响。

第六,低血钾,会造成膀胱平滑肌麻痹。

(三) 临床表现及诊断

术后6~8小时仍不能排尿,主诉右下腹胀痛,拒绝按压。此时,膀胱内传导排尿冲动的感觉神经纤维麻痹,大部分患者感觉不到尿压;一些老年患者,尤其是女性,会出现尿失禁、尿频、尿急。体格检查发现膀胱区突出,膀胱底部达肚脐,叩诊音钝。白细胞经常在尿液检查中看到,但在严重感染中不常见。

(四) 预防

发生尿潴留后,膀胱过度伸展,膀胱壁肌肉松弛,尿不尽,尿量过多,长期排尿,容易引起尿路感染。因此,一定要注意预防尿潴留。术前要养成在床上排尿的习惯,以适应术后排尿方式的改变。在根治性直肠切除术和其他有可能损伤骶交感神经的手术中,应注意保护骶交感神经。任何持续时间超过3小时或在手术过程中需要大量液体的手术,以及会阴和盆腔手术,都必须在手术前放置导尿管。适当使用术后镇痛剂以减轻切口疼痛。预防电解质紊乱,尤其是低钾血症。

(五) 治疗

1. 消除患者的紧张、焦虑情绪

在病情允许的情况下,协助患者下床排尿,并在三阴交、足三里等穴位给患者按摩、热敷、针灸。如果仍然不能排尿,必须及时放置导尿管,可以是单根导尿管,也可以是内窥镜导尿管,插管时间应尽可能短。转为间歇排尿72小时后,每4小时打开导尿管排尿。

2. α肾上腺受体阻滞剂

膀胱颈和前列腺中有许多肾上腺的α受体,受其刺激引起膀胱颈和前列腺平滑肌收缩,引起尿路梗阻。α—肾上腺素能受体阻滞剂(如酚妥拉明等)可阻断受体兴奋性,降低尿道阻力,消除尿潴留。

3. 留置导尿时间较长或导尿失败

如果导尿时间延长或导尿不成功,可以进行膀胱镜检查。一次500 mL以下导尿,然后每小时200～300 mL,以防止过度充盈的膀胱在一段时间内突然排空。

第六节 术后神经系统并发症

一、术后脑血管意外

(一) 概述

术后脑血管意外是一种急性脑血管疾病,包括缺血性和出血性疾病,临床上比较少见,发生率一般在0.2%左右。近年来,由于肿瘤患者、老年患者需要在体内凝血状态下进行手术的增多,手术后发生脑栓塞的可能性越来越大,引起了医学界的关注。

(二) 病因及病理生理

由于老年患者常有动脉硬化、高血压、心血管疾病和血液黏稠度升高,手术后存在脑血管意外的潜在风险。脑出血的病因主要是脑动脉硬化和高血压。蛛网膜下腔出血多是由于患者的初始脑血管畸形或脑血管疾病,手术可成为术后脑卒中的一个诱发因素。缺血性疾病是由心脏闭塞的夹层或脑动脉硬化和变窄引起的。术前恐惧、脱水、低血压、大量输血、卧床休息和术后疼痛都是诱发因素。尤其是手术后血友病引起的脑缺血改变。近年来,这种可能性有所增加,与手术后滥用止血药物有一定关系,需要引起重视。

(三) 临床表现及诊断

常见症状包括呕吐、头痛、瞳孔变化、感觉障碍、智力低下、运动障碍、失语症和癫痫发作。出血性脑病常见于活动或情绪激动时,以呕吐、头痛为主,多有意识障碍,脑脊液带血、血压升高。但缺血性脑血管病在休息时常见,一般无呕吐或头痛,多为清醒,或有轻度和短暂的意识障碍,脑脊液不带血,血压相对较低。CT扫描可能显示低密度梗死或高密度出血。数字减影血管造影有利于诊断,甚至可以诊断栓塞及出血性疾病。蛛网膜下腔出血可发生于任何年龄,伴有头痛等先兆,常见昏迷。

(四) 预防

术前控制血压,但血压最好不要过低或下降过快,高血压患者术后血压通常维持在160/100 mmHg左右。避免手术后脱水和低血压。有高凝倾向的患者可以在手术前后服用少量抗凝剂。

(五) 治疗

主要是为了减轻脑水肿,可以使用皮质类固醇和渗透性利尿剂。对于缺血性疾病,可使用溶栓剂、抗凝剂和抗血小板剂,可使用低分子葡聚糖改善微循环。出血性疾病需要止血治疗。其他处理:吸氧气,改善脑代谢,保护脑组织。通常应请神经外科医生协助诊断和治疗。不要随意移动患者或进行不必要的影像学检查。

二、术后精神异常

(一) 概述

术后精神异常是指患者术前没有精神病,但在围术期受各种因素影响,术后脑功能紊乱,导致认知、行为、意志、情感等不同程度的心理功能障碍。近年来普外科的老年患者越来越多,患者的内环境和代谢功能下降,术后出现精神异常并发症的可能性越大。

(二) 病因及病理生理

手术后的精神异常不能单独视为临床病理学,因为迄今为止没有单一的原因可以单独解释这种疾病。生理学和解剖学病理学仅仅表现出潜在的精神病倾向。一般常见于儿童(2岁以下)和老年人,以及吸毒、酗酒、代谢紊乱(包括肝功能衰竭和血尿素、低氧血症、高血糖、高血钙)、脑损伤和有精神病家族史的患者。术中和术后的低血压、低氧血症、代谢失衡、败血症也会引起患者精神障碍。

(三) 临床表现及诊断

术后造成精神异常的潜伏期一般是数天至数周不等。

1. 术后意识障碍

手术后患者首先可能出现的是觉醒障碍,患者从昏迷中醒来后仍处于嗜睡状态。意识内容的恶化也可能发生。

2. 术后认知功能障碍

术后认知功能障碍常见于65岁以上的老年人,表现为麻醉后记忆力和抽象能力的改变。轻度仅表现为认知异常;中度表现为更严重的记忆障碍或痴呆综合征;严重的表现是痴呆、记忆力严重减退、判断力和语言泛化能力丧失,以及性格改变。轻度发作持续时间很短,可能会自行愈合;而严重的认知障碍(如判断力和语言泛化能力丧失、性格改变甚至阿尔茨海默病)使患者越来越不能照顾自己。

3. 反应性精神病

反应性精神病是由突然和严重的手术创伤引起的急性意识障碍。其主要特点如下:①感觉异常的严重精神创伤;②会在急性精神创伤几分钟或几小时内发展;③表现为不同程度的急性精神病性障碍的精神状态,常伴有强烈的精神运动性欣快感(如未来反应)或精神运动性抑郁运动(如木僵或木僵反应);④恢复时间短,一般不超过48小时即可恢复,愈合后状态良好,基本没有后遗症。

(四) 预防

手术前,医护人员要做好患者的心理准备工作,明确治疗方法的可行性和必要性,缓解患者的焦虑情绪,让患者对医护人员充满信心。有学者认为,外科医生与患者之间的口头交流是克服患者心理和情感障碍的有效途径。如有必要,可以请心理医生进行心理疏导。加强手术过程中的麻醉管理,保持患者的呼吸和循环稳定,避免过度换气、氧气不足或长期低血压;维持围术期身体环境的稳定,同时保持水、电解质的稳定。活动后注意保持体内环境的平衡。在不隔离患者的情况下去除不必要的刺激,尽快离开ICU,降低噪声,保证睡眠。适当使用镇静剂来控制精神病的既往症状。

(五) 治疗

如果患者有精神症状,除了医务人员耐心与患者沟通、交谈外,还可以请心理医生协助治疗,同时注意调整饮食、加强营养,使水、电解质平衡。谵妄患者可口服或静脉注射氟哌啶醇 10~20 mg/d,也可服用氯丙嗪。抑郁症患者可以口服舍曲林 100 mg/d 或帕罗西汀 50 mg/d。

第六章　肝脏疾病及其并发症处理

肝脏是人体内最大的实质性器官,重量为1200～1500 kg,前后径约15 cm,左右径约25 cm,上下约6 cm。肝脏多位于右上腹部,横膈右侧下方。肝左外叶穿过腹部中线到达左上腹部。

第一节　肝脏手术术中、术后出血

一、肝脏外科手术中出血

(一) 概述

肝脏手术过程中,肝损伤复杂,病灶与大血管粘连紧密,解剖变异大,容易出血。如果严重出血不及时治疗,患者可能会在手术过程中死亡。在进行肝脏手术时,外科医生必须充分了解肝脏的解剖结构,了解病理变化,一丝不苟地进行,以确保手术顺利进行。

(二) 病因及病理生理

1. 解剖因素

肝脏是由血管结构和血窦组成的器官。它有两个供血系统:肝动脉和门静脉。正常肝脏血流量高达1500 mL/min,肝脏血管复杂。如果术者对肝脏解剖学不熟悉,尤其是在进行不规则肝段切除时,往往达不到标准肝切除和手术的要求,易引起肝实质以及肝动脉和门静脉出血。肝实质内的肝静脉出血或因肿瘤较大,侵入、压迫肝脏内重要血管分支使其路径改变,在此过程中损伤这些血管而引起出血。因此,医生在手术过程中必须采取预防措施,包括了解肿瘤的位置和范围,它与肝脏重要血管分支的接近程度,手术中遇到的血管以及如何处理等。

2. 肝病因素

由于肝硬化、凝血因子合成不足、凝血功能障碍等原发病,在手术过程中容易造成大出血。此外,肿瘤侵犯血管或压迫血管,不易显露,也有引起切口出血的风险。手术前,外科医生必须非常清楚肿瘤的位置、手术过程中可能遇到的血管、如何处理这些血管以及手术过程中应采取的预防措施。笔者的经验是 B 超或血管重建和 DSA 检测应在手术前一起使用。外科医生应与 B 超技师一起研究 B 超成像,以从多个角度了解肿瘤与血管的关系,例如肿瘤的位置和大小,肿瘤边界是否清晰,肿瘤是否完整,有多少血管与肿瘤相邻,肿瘤与血管的最近距离是多少,肿瘤是否压迫血管,血管能承受的压力、压迫后压力的大小和方向、肿瘤是否已经侵入血管、侵入的程度等。

3. 血管损伤引起的出血

以往对术中大量出血的处理有重视,但对术中出血的预防重视不够。肝脏因其血管多、血流量大、变异多等特点,任何粗心大意都会损伤血管导致出血。

(三) 预防

1. 熟悉解剖基础

了解解剖结构是任何外科手术的基础。肝外科医生必须了解肝脏的解剖结构,了解肝脏的节段,肝脏内、外的血管,肝脏韧带突变阻塞门静脉的可能性。肝静脉、下腔静脉和肝短静脉是熟悉解剖的基础。

2. 术前完备的影像学检查

完成术前各项影像学检查,仔细研究分析 B 超、CT、MRI 等影像学资料,并根据需要利用 MRA、MRV 等血管重建技术重建肝脏重要血管,确定血管之间的联系。同时,术中超声可以确定肝脏内主要血管及其分支的走向,准确定位肿瘤,明确其与血管的关系,更准确地确定肿瘤的路径。

3. 切口选择

正确的切口是手术成功的关键。目前肝脏手术多采用双侧肋软骨下鱼骨切口,可充分暴露手术部位。但在右叶超大肝细胞癌或肝血管近端肝细胞癌切除的情况下,应选择胸腹联合切口,以达到足够的暴露水平,保证手术安全。手术前确定患者的体型、肋弓的角度、肿瘤的大小和位置,选择适合手术的切口,才能进行手术。

4. 仔细操作,规范解剖

由于肝脏手术的特殊性,出血无法完全避免,因此,外科医生在手术过程中需要谨慎操作。解剖准确,手法轻柔,切忌用力过猛,以免撕裂肝静脉。同时,在门静脉上做一个切口,阻断进出肝脏的血管,减少流向肝脏的血流量。在肝切除术中,尽量达到标准的解剖切除,这可以防止肝脏中过多的血管被异常切断,有助于减少术中出血。

(四) 治疗

1. 肝静脉、下腔静脉损伤出血的处理

肝静脉根部粗而短,位于肝实质内,肝静脉损伤会出现以下结果:①血管壁薄,没有瓣膜,出血多;②由于血液回流到下腔静脉,第一肝门容易堵塞;③断裂后容易回缩,撕裂不明显,出血不易控制;④易发生空气栓塞;⑤盲目缝合可能造成流出道梗阻,加重出血,需要特别注意。由于肝静脉位于肝实质内,根部粗短,有时夹着钳子的静脉会失控地滑出和出血。当切除门静脉肿瘤时,有时需要切除肝静脉。左肝包膜切除或节段切除时容易损伤肝左静脉,肝右静脉短而粗,靠近下腔静脉,破裂后大量血液流出,易导致低血压和空气栓塞。因此,在肝静脉切除前,可用中号针缝合肝静脉根部,然后切断并固定。

2. 门静脉损伤出血的处理

当切除肝端口附近的肿瘤时,通常会发生门静脉损伤。有时肿瘤直接侵犯门静脉壁,导致肿瘤切除后门静脉缺损。此外,当门静脉高压症伴有肺门多发侧支形成时,手术也可引起门静脉破裂。肝内门静脉出血主要发生在肝切除术中。肿瘤接近或侵犯肝内门静脉分支,或伴有门静脉肿瘤血栓形成,可在肝门静脉阻滞下结扎止血。如果门静脉分支粗或短,应缝合止血,防止术后韧带脱落出血。

3. 肝动脉损伤出血的处理

由于肝动脉位于肝十二指肠韧带内,一般不易受损,但在以下情况下易受伤害。①肝动脉解剖异常,手术过程中意外损伤。②操作不慎导致肝动脉损伤。③肿瘤位于第一肝门,靠近肝动脉,或侵犯肝动脉。肝动脉损伤出血量大,严重时会导致血压下降和休克。由于肝脏有双重血供,及时结扎肝动脉可有效止血,而且在大多数情况下,单次结扎肝动脉不会造成肝脏缺血性坏死。但在大规模肝切除的情况下,术后可能会因肝动脉供血不足而出现残余肝功能衰竭,因此需要进行肝动脉修复。

4. 肝切面出血的处理

肝切除后,肝段出血可先用热盐水纱布止血,但门静脉和肝动脉出血点需用丝线缝合。伤口需要用八字缝线缝合,才能完全止血。由于大多数血管会进入肝实质,最好将针头穿过出血点以外的肠系膜,然后穿过肝实质以保持张力并防止脆弱的肝组织撕裂,或打结后用空心针穿刺,将明胶海绵或止血剂固定在创面。

如仍不能完全止血或持续出血,可在肝脏部分缝合垫子,但缝合不能太紧,以免缺血引起横断面肝组织坏死。缝合脆弱组织时,如果肝脏没有皮肤覆盖,可以通过垫子打结进行缝合,这种方法称为垫缝合法。

如果前部和后部可伸缩,则可以将两者拉回在一起并缝合在一起。技术要点仍然是避免因缺血或过度紧张导致组织撕裂而导致组织坏死。大部分肝脏碎片出血是由于血液不凝固引起的,因此上述治疗方法无效。创面出现血液和渗液,必须立即拆线止血,这是因为缝线越多,对肝组织的损伤越大,止血作用越小,可以通过将明胶海绵包裹在纱布垫中并将其涂抹在出血区域来止血。将引流管放置在敷料旁后,尽快闭合切口以结束手术。

二、凝血功能障碍引起的出血

(一) 概述

需要行肝切除术的患者或多或少存在肝功能障碍,因为肝脏是产生多种凝血因子的器官,所以当肝脏功能不正常时,往往伴有凝血机制障碍,容易发生出血。

(二) 病因及病理生理

手术中大量出血的原因:①凝血因子大部分在肝脏合成,但在肝脏手术中,由于原发性肝病,凝血因子的合成往往减少;②抗凝因子的合成减少,主要是由于生理上抗凝和纤溶因子的合成减少;③原发性纤溶和继发性纤溶并存导致凝血因子和抗凝因子消耗增加;④术中失血量大,凝血因子消耗大;⑤血液中缺乏毒素会加重止血和凝血机制障碍。

(三) 临床表现及诊断

凝血功能障碍引起出血的主要表现有:①肝脏出血点多,止血困难,如果出血点在门静脉和肝静脉,出血量可能更大;②大量出血,包括切口、肝段和腹膜后表面粗糙无锈迹,看不到血块,这种现象也称"不凝",其特点是切口等伤口表面看起来像汗水和渗液。

(四) 预防

术前肝损伤明显、凝血功能严重障碍的患者应积极保护肝脏,待肝功能和凝血功能好转后再进行手术。手术期间应限制肝脏切除,尽量减少术中出血。如果需要输血,可以使用新鲜血液,避免输入大量储存的血液,如大量冷冻血浆和凝血酶原复合物。

(五) 治疗

由于大部分手术伤口出血是肝脏部分的小血管渗漏,因此确定该部分的出血点并进行缝合,大出血点需要找出血管断端并进行结扎,在大多数情况下可以止血。

三、肝脏移植手术出血

(一) 病因及病理生理

肝脏移植手术容易出血的主要原因有:①原发性肝病导致凝血因子严重下降;②由于严重的手术创伤和红细胞破坏,凝血酶等活性物质大量产生,凝血因子和血小板大量消耗;③术中无肝期,纤维蛋白原和凝血酶原等凝血因子不能合成;④缺血的肝脏产生类肝素样物质和酸性代谢产物,影响血管收缩功能和凝血机制;⑤血管内皮损伤,胶原物质暴露,血液系统、补体系统和血小板活化;⑥肝脏移植时血管吻合后,血流动力学改变引起凝血因子激活而发生抗凝血因子消耗。

(二) 预防及治疗

减少肝脏移植手术出血,应注意:①切除病肝时减少电刀切开,多采用丝线结扎或缝扎,这特别适用于门静脉高压严重、侧支循环丰富的患者;②在新肝植入时,一定要妥善吻合以防止吻合口出血;③已有的创面可用电刀烧灼或使用冻干纤维蛋白黏合剂;④血流恢复后可适量应用鱼精蛋白或肝素样物质;⑤充分补充新鲜血浆、凝血酶原复合物、纤维蛋白原、冷沉淀、血小板等凝血物质,同时密切监测凝血状态。

四、肝切除术后出血

(一) 概述

术后出血,包括肝脏出血和手术其他部位出血,可能在手术后数小时或数天内发生。如果手术后发生出血,大量血液可能会从腹腔流出,很容易被发现。然而,有时血液会留在腹腔内,在早期很容易被遗漏,只有在出现腹胀和休克时才会注意到。因此,术后要仔细观察患者情况,注意血压、脉搏等变化,定期检查腹腔和引流管的情况,如引流液的量和颜色,以便及时发现腹腔内出血并及时处理。

(二) 病因及病理生理

1. 出血原因

引起术后出血的原因很多,常见的有:①手术中止血不完全;②血管结扎线脱落;③肝断面部分肝组织坏死,继发感染;④引流不畅,创面积液感染;⑤凝血功能障碍。

2. 出血部位

肝切除术后易出血的部位:切断的肝周围韧带处、肝裸区的后腹壁粗糙面、肝断面。

(三) 临床表现及诊断

肝切除术后发生出血,但出血时间和出血量可能有所不同。出血可能在手术后数小时或数天内发生,甚至术后10多天才发生出血,出血量也有多有少。

1. 血管结扎不牢靠,或结扎线滑脱

由于结扎不良或结扎松动引起的血管出血通常发生在手术后第2天,

大量鲜红色血液以 8 ~ 15 mL/min 的速度从引流管流出,诊断并不困难。但当引流管因血栓堵塞,腹腔内积存的血液无法溢出时,临床上难以观察,待患者出现不适,如口干等症状后才能作出诊断。

2. 凝血功能障碍

大部分凝血功能障碍引起的出血发生在术后 3 ~ 5 天,此时患者体内大部分凝血因子已消失,但肝功能尚未恢复。主要症状是引流管中的液体量突然增加,但没有血凝块。或者引流管内的液体突然从原来的体液变成了血液。如果凝血功能障碍明显,纤维蛋白水平异常,则诊断明确。

3. 继发感染

术后 10 天左右出现感染和继发性出血,主要是肝组织坏死导致腹腔内感染,感染病变侵蚀小血管而发生出血。一般情况下出血不多,引流管内可能有坏死组织或脓液,伴有体温升高,心率加快,白细胞和中性粒细胞减少和增加,可以明确诊断。

(四) 预防

术后出血的处理原则是早期发现、早期治疗。如果患者出现口干、烦躁、腹胀、脉搏加快、低血压、休克等症状引流管流出大量血液,应立即就诊。如果手术后出血量较小,建议输注新鲜血液、止血药、凝血因子,并密切监测出血量。如果出血量逐渐减少,生命体征稳定,排除腹腔内出血,则不需要手术;若出血量仍较大,止血困难,需立即手术止血。

(五) 治疗

在肝切除术中,要充分了解肝脏的解剖结构和血管分布,根据肝脏血管分布情况进行切除。宜钝性切除肝脏组织,同时重新连接所有血管和胆管。横切面的出血点一一结扎,避免大块肝组织收缩。如果肝脏切面仍有出血,可以用纱布按压肝脏,先用网布和明胶海绵贴在肝脏上,然后用纱布止血,手术后 5~7 天逐渐取出,从而降低再次出血的风险。

此外,肝切除术后引流不畅也会导致伤口积液、感染和继发性出血。因此,适当引流使用抗生素可以防止继发感染和出血。出血患者术前应检查凝血功能,做好术前准备。肝切除术不适合肝功能差、有出血倾向的患者。

如果手术后出现继发性出血,必须立即止血,缝合出血部位。如果难以收缩血管,可用绷带止血,并加强输血、止血药物等全身治疗。临床经验表明,后期出血处理难度、风险更大,死亡率更高,尤其是与感染相关时。因此,要注意手术指征和时机,正确手术,彻底止血。

第二节　肝脏手术胆道并发症

一、胆漏

(一) 概述

肝脏手术后,少量胆汁从肝脏横截面泄漏,并与肝脏伤口的分泌物混合,称为胆漏。小的胆漏很快就会自行停止,不会造成严重后果。如果是大的胆漏,会引起胆源性腹膜炎等严重并发症。

(二) 病因及病理生理

胆漏常见原因有以下几点。①胆总管结扎不紧。例如,切除一半以上的肝脏后,胆总管没有得到妥善处理。例如在胆总管结扎过程中,胆总管黏附在结缔组织上,导致结扎松动或不完整而导致胆漏。②胆汁淤积症。如果主胆管在手术过程中受损,血块或残留的结石会阻塞胆管。因淋巴结转移等原因引起的胆管梗阻,会增加肝内胆管的压力,在原本关闭的小胆管上形成一个洞,引发胆漏。

(三) 临床表现及诊断

胆漏主要表现为肝脏手术后引流管流出黄色液体,如果确认引流液为胆汁,则诊断明确。由小胆总管完全引流或冲洗引流双导管引起的胆漏,术后3~4天内胆总管可自动闭合。即使胆漏发生在暗管,当每日胆汁量高达100~3000 mL时,只要引流充分,局部有可能快速形成囊肿,不太可能发生弥漫性胆汁性腹膜炎。若胆管受损或引流不畅,胆管梗阻可形成膈下分泌物,表现为局部腺体肿胀、腹痛、黄疸或发热;如果胆漏不受限制,可能会出现弥漫性腹膜炎的症状,大多数患者有腹痛、腹胀、发热、心动过速和气短等症状。常见表现有腹痛、背痛,腹肌紧张集中在右上腹,肠鸣音减弱或消失。若同时发生胆道梗阻,除上述腹膜炎症状外,还可出现黄疸、腹痛、高热之查科三联征。

(四) 预防

防止胆漏的关键在于:①仔细分析术前影像学资料。如果肿瘤较大且靠近肝门,估计肿瘤会移位肝管,术前可切除胆总管。将金属胆总管探针插入胆总管,以支撑和引导胆总管,避免在切口部位损伤肝管。同时,通过胆管引流胆汁还可以降低胆总管内的压力,防止胆漏形成。②尽量减少手术过程中肝组织缺血坏死的可能性;检查胆总管是否紧绷;不断检查肝脏上是否有胆管泄漏,在确定没有胆汁泄漏后,关闭缝合线;手术伤口应在持续负压下用双套管进行常规抽吸,以确保引流顺畅。如果手术后1~2天内引流液很少,请仔细检查引流管是否堵塞。不要因为排水不畅而放松警惕,根据情况进行综合分析。

(五) 治疗

胆漏治疗的关键是排出漏出的胆汁,防止形成弥漫性胆汁性腹膜炎,加强双重抗感染治疗,提供全身支持。如果手术后胆汁量不多,而且一天比一天减少,说明胆总管没有渗漏,胆总管内压力也不是太高。当胆管炎性水肿消退后,胆汁可顺利流入肠道,胆管保持正常。胆汁泄漏通常会自行愈合。如果胆汁排出量大,每天增加至数百毫升则应进行逆行胆管造影。如果以上治疗不成功,则需要手术治疗。

二、胆道梗阻

(一) 概述

无论是肝脏手术中胆管损伤,还是手术中胆管结扎不当,都会引起胆管梗阻,术后发生黄疸,并容易引起腹部感染、肝功能衰竭等,引起剧烈的疼痛和不适,严重者可危及患者生命。

(二) 病因及病理生理

胆道梗阻的原因有:①第一肝区肝管狭窄,或肝脏解剖结构异常,术中胆管损伤;②错误地牵拉、收缩部分或全部胆总管,或将受影响的外侧胆管切离胆总管分叉处太近,结扎或缝合胆管开口都会使胆管变窄;③由于血块或残留结石阻塞肝主管或胆总管;④肝肿瘤转移压迫肝外胆管;⑤解剖时胆管或肝管的血供受损,导致胆管供血不足,从而引发缺血性坏死或炎症。

(三)临床表现及诊断

胆总管损伤程度和狭窄程度不同,临床表现也不同,不完全性胆管狭窄常表现为反复胆道感染、淤血,甚至黄疸。胆管系统完全阻塞时,出现严重黄疸、肝功能障碍,常继发胆道感染,包括寒战、发热、黄疸、腹痛,B超、CT、MRCP等可显示肝内胆管扩张。

(四)预防

在肝脏手术中,减少术中胆管损伤,保护肝门部胆管的供血,防止术后胆管缺血或狭窄。如有必要,手术中可通过胆道造影或胆管镜观察胆管情况。

(五)治疗

1. 内科保守治疗

在胆管壁肿胀减轻后,保肝、抗炎和营养支持治疗可以帮助胆管畅通。

2. ERCP介入治疗

扩张狭窄的胆管可通过插入支架实现,但缺点是易发生再狭窄和感染。

3. 外科手术治疗

行胆肠吻合术,即Roux-en-Y手术。

第三节　肝功能衰竭

一、概述

肝功能衰竭是肝切除术后的严重并发症,是手术后死亡的最主要原因。肝功能衰竭约占肝切除术后并发症的25%,死亡率为83%。

二、病因及病理生理

肝切除术后肝功能衰竭的原因很多,包括肝实质细胞损伤麻醉、失血等。最重要的是肝实质细胞损伤。严重而广泛的实质细胞损伤(如明显的肝硬化),肝脏储备差,对手术创伤的耐受性低,可能有肝切除术后肝功能衰竭。因此,术前准确评估肝功能、严格管理手术指征、控制肝切除范围是预防术后肝功能衰竭的重要措施。肝功能衰竭的原因具体如下。

(一) 手术创伤影响

手术创伤因素有:①手术切除正常肝组织越多,越容易引发肝功能衰竭,特别是在有肝硬化的情况下;②术中出血多,易出现低血压,或术中肝门阻断时间过长,加重肝脏缺氧,导致肝细胞变性,又有多次肝门阻断,肝细胞反复出现缺血再灌注,活性氧对肝细胞损害;③手术中大部分麻醉药需要在肝脏代谢,加重肝脏负担,并且具有一定的肝毒性。

(二) 术后影响因素

术后影响因素包括:①电解质和酸碱失衡加重术中和术后的肝损伤;②术后胃肠功能障碍,肠蠕动停止,肠道内细菌繁殖,释放大量氨及其他有毒物质;③术后感染、切面坏死、腹腔感染等导致脓毒血症可加重肝脏损害。

三、临床表现及诊断

肝切除术常会损害肝功能,尤其是大面积肝切除术后,即使手术成功,也常出现黄疸、血浆蛋白降低、血清转氨酶升高等术后变化。部分肝切除患者,特别是肝硬化明显的患者,可能会出现肝功能衰竭,有些会在手术后几天内出现,有些会在几周内逐渐出现。术后肝功能衰竭可分为急性和慢性,急性型通常在手术后不久出现,临床症状包括体温升高、心动过速、气短、全身乏力、昏迷等症状。死亡通常发生在手术后48小时内。

肝功能衰竭的另一个临床症状是肝切除术后无法凝血。肝脏是合成多种凝血因子的主要场所,肝细胞受损必然影响凝血功能,容易出血。此外,血液储存的时间越长,对血液中血小板和其他凝血因子的破坏就越严重。因此,对于肝功能严重受损的患者,在手术过程中注入大量储存的血液可能会加剧凝血功能障碍,导致伤口持续出血。因此,这些患者在术前需要积极治疗,保护肝脏,改善凝血功能,减少术中出血,并在短时间内注入新鲜血液。如有必要,可以添加额外的凝血剂,如纤维蛋白原补充剂或凝血酶原复合物和其他抗凝剂,以防止不凝血。如果术前肝功能严重受损,凝血功能差,短期治疗无好转,应推迟手术或避免肝切除术。

四、预防

了解手术适应证,非肝硬化患者的肝切除率不超过60%,肝硬化患者的肝切除率不超过35%。

术前结合影像学和生化数据,准确评估肝功能储备。经典的方法是Child-Pugh,C级以上手术禁忌,术前肝功能受损的患者,应积极使用活性保肝药物,肝功能好转后再考虑手术评估。

选择一个合适的切口将有助于术野显示并减少对身体的影响。现今,外科医生很少使用胸腹联合切口,肋骨下方的人字形切口通常用于两叶肝脏均有切除。

术中肝门静脉阻滞的持续时间应限制在10~15分钟。对于肝硬化患者,应适当缩短该时间,并在门静脉阻滞时间内完成手术。如有必要,阻塞肝端口。重新执行,至少需要间隔5分钟以上。

确保活动时有足够的氧气供应,以增加血氧含量并恢复肝脏。手术后24小时继续吸氧,并尽量减少使用对肝脏有毒的麻醉剂。

手术时解剖清晰,手法娴熟,出血少,手术时间短。手术后继续保肝治疗和使用抗生素对肝功能影响不大。强化治疗,维持水、电解质平衡,快速恢复饮食,促进肠道康复,预防菌群失衡,高糖、高蛋白、多种维生素、低脂肪饮食的营养支持,纠正贫血、低蛋白血症,易出血者可输入少量新鲜血液、血浆和白蛋白,使最低白蛋白水平为35 g/L,必要时可添加凝血因子和血小板。

五、治疗

如果出现肝功能衰竭,应加强治疗。主要的治疗方法:①通过颈内静脉或锁骨下静脉输送大量葡萄糖(400~500 g/d),不仅提供每日热量,而且减少组织中的蛋白水解,同时促进氨和谷氨酰胺的合成,酰胺合成有助于减少血液中的氨;②乙酰谷氨酰胺750~1000 mg或谷氨酸钠(5.75 g/20 mL,含34 mmol钠)、谷氨酸钾(6.3 g/20 mL,含34 mmol钾),或25~50 g精氨酸作为静脉用药或葡萄糖注射液每天静脉注射,每天静脉注射支链氨基酸或含有高支链氨基酸和低芳香族氨基酸的复合氨基酸20~100 g,对肝性脑病的症状有一定的改善作用;③每日静脉注射地塞米松20~60mg,对促进残肝再生和治疗肝功能衰竭有一定作用,一般持续2~4天,然后根据病情逐渐减量,直至完全停药;④乳果糖灌肠用于清除大肠内的代谢产物,酸化大肠环境,抑制肠道细菌的生长,减少大肠产生的氨,扩散到循环系统中;⑤注意监测肝、肾功能和电解质的变化,根据情况做出适当的反应;⑥必须提供脱水剂,如相应的酒精;⑦不要使用对肝脏有害的药物,如吗啡、巴比妥类和氯丙嗪;⑧有人提出左旋多巴具有补充正常神经递质和置换突触介质的能力,使昏迷的患者能够恢复知觉。然而,其临床有效性仍然不确定;⑨如果血浆蛋白不足,补充适量的人白蛋白或新鲜血浆,可以帮助剩余肝脏再生,恢复肝功能;⑩每天服用维生素B、维生素C、维生素K,并服用广谱抗生素预防感染。综上所述,目前肝功能衰竭的治疗效果不佳,死亡率仍较高,需注意预防。

第四节　肝肾综合征

一、概述

临床上,肝肾综合征主要见于慢性肝病或继发于慢性肝功能衰竭,通常表现为肾功能不全、动脉循环明显异常、内源性血管系统激活,肾血管收缩降低肾小球滤过率。在体循环过程中,主要是动脉扩张,减少循环阻力,从而降低血压。如果肝脏手术后出现急性肝功能衰竭,也可能发生肝肾综合征。

二、病因及病理生理

(一) 有效循环容量减少

肝脏手术后的患者,尤其是肝硬化患者,极易出现低蛋白血症、低钠血症、低钾血症、胸腔积液。当血管扩张和肝内动脉分流同时发生时,血浆容量和细胞外液减少,导致有效血容量不足和平均肾血流量不足,可导致肾功能衰竭。

(二) 肾血流动力学异常

细胞外液的体积发生变化,流向肾脏的血液重新分配,导致肾皮质血流量减少和肾髓质阻塞。肾脏血流动力学紊乱的主要原因:①交感神经系统过度兴奋,释放大量儿茶酚胺;②肾脏中的肾素-血管紧张素系统受到刺激,引起血管收缩,增加醛固酮活性,导致水钠潴留;③舒张前列腺素的肾脏合成减少,血栓素 A_2 过量产生引起血管收缩;④血管缺血、血管内皮损伤、过度产生的血管收缩因子(内皮素)和舒张因子(NO)相对较少,目前研究认为这种机制可能成为肾血流动力学紊乱的主要原因。

三、临床表现及诊断

除了腹腔积液、黄疸、低蛋白血症等常见体征外,肝肾功能检查显示持续恶化的迹象。可能发生急性肾功能衰竭,如少尿或无尿。尿常规无蛋白,尿沉渣正常,尿钠低于 10 mmol/L,尿液浓缩,逐渐出现厌食、恶心、呕吐、乏力等尿毒症。生化检查显示血清肌酐和尿素氮迅速升高,肌酐清除率下降,高钾血症、酸中毒和精神障碍等,严重时可出现感染、休克、呼吸衰竭。肾功能衰竭会加重肝损害,甚至引起肝性脑病。

四、预防

主要预防措施有:①术前评估肝肾功能,减少术中创伤性休克,缩短手术时间,减少出血,术中维持血压稳定;②术后维持有效血容量,这是为了防止出现腹腔积液和低蛋白血;③ 维持水、电解质和酸碱平衡;④ 使用抗生素预防感染,但避免使用损害肝肾的药物。

五、治疗

(一) 治疗诱因

积极治疗原发病,祛除诱发因素。如纠正低蛋白血症,利尿减少腹腔积液,维持电解质平衡,预防感染,保肝治疗,改善肝脏功能,避免用肾毒性药物(如氨基糖苷类抗生素、非甾体抗炎药)。

(二) 扩容及使用血管活性药

诱发肝肾综合征的一个重要原因是肾血流动力学异常,改善肾血流动力学有利于治疗。主要通过输注血浆、全血、白蛋白和其他胶体液来增加有效血容量;针对性地使用动脉扩张药,如多巴胺、前列腺素和前列腺素类似物,拮抗肾素-血管紧张素系统(ACEI)的药物可能会增加肾血流量和增加肾小球滤过率。

(三) 血液透析

考虑到因肾功能衰竭,水、电解质和酸碱平衡紊乱,体内毒素蓄积,感染,甚至多系统功能衰竭导致肝肾病综合征的发展,可根据需要采用透析进行紧急排毒以维持身体平衡。

第五节 顽固性腹腔积液

一、概述

正常人腹腔内有少量渗出液(通常小于200 mL),但如果腹腔内游离液过多,则称为腹腔积液。腹腔积液的主要病因:①慢性活动性肝炎、原发性胆汁性肝硬化、血吸虫病、原发性或继发性肝肿瘤等肝脏因素;②胰腺炎、肾病综合征、充血性心力衰竭、布加综合征、门静脉等肝外因素。许多患者在肝脏手术后可能会出现腹腔积液,有些患者即使在使用常规利尿剂治疗6周后也没有明显改善,因此难以治疗。

二、病因及病理生理

肝脏手术后腹腔积液的形成有其特殊之处。

(一) 血浆胶体渗透压降低

血浆胶体渗透压降低和门静脉压力升高是形成腹腔积液的两个主要因素。血浆胶体渗透压主要由血浆白蛋白维持,肝硬化和肝切除后,白蛋白合成减少导致血浆胶体渗透压降低,不能限制液体渗出血管。如果血浆白蛋白低于25 g/L,可能会出现腹腔积液。

(二) 门静脉压力升高

肝硬化引起的门脉高压不一定会引起腹腔积液。动物实验表明,单纯性门静脉狭窄不产生腹腔积液,低蛋白血症时可见腹腔积液。临床上,肝外门静脉高压症患者因食管静脉曲张破裂或出血而出现腹腔积液和低蛋白血症。当血浆白蛋白恢复正常时,腹腔积液就会消失。肝切除术后,由于门静脉出口相对减少,门静脉压力升高,肝细胞水肿、切口疼痛,是形成腹腔积液的重要因素。

(三) 腹膜通透性增加

腹腔积液和血管内液体的交换主要通过脏层腹膜发生。在脏层腹膜下面有广泛分布的毛细血管。腹腔积液与血液之间存在动态平衡,每小时有40%~80%的腹腔积液流入和流出腹腔。动物实验表明,白蛋白和球蛋白都参与腹腔积液和血浆的交换,白蛋白的交换率是球蛋白的3倍。

肝切除术后,营养不良和手术刺激导致腹膜通透性增加,扰乱腹腔积液和血液交换的动态平衡,导致滤过率增加,重吸收率降低,形成腹腔积液。研究表明,静脉给药后腹腔积液中可迅速检出白蛋白,有时可增加腹腔积液中蛋白质含量,促进腹腔积液增殖。

(四) 淋巴回流受限

对于肝硬化患者而言,临床上常有肝结节再生压迫肝静脉的现象,导致肝静脉循环受损,包膜下或肝内出血,淋巴液外渗。进行门静脉分流术可以消除腹腔积液,因为80%的淋巴液来自肝窦。在正常情况下,血浆蛋白颗粒也可以穿透血窦。肝切除术可以减少肝静脉和淋巴回流,阻断肝静脉回流和增加肝窦压力,促进富含蛋白质的液体从肝窦渗透到肝间质和淋巴系统。

(五) 水钠潴留

肝切除术后,肝功能受损,肝脏灭活醛固酮的能力受损,导致体内醛固酮含量增加,促进钠的吸收和钾的排泄。此外,近端肾小管重吸收大量钠离子,细胞外液渗透压升高首先增加抗利尿激素的分泌,促进体内水分的重吸收,从而造成水钠潴留,导致腹腔积液形成。

三、临床表现及诊断

肝切除后,双引流的容积会一天天减少,颜色逐渐由淡红色变成淡黄色腹腔积液。如果手术后引流液颜色逐渐变为淡黄色,引流量没有明显减少,反而逐渐增加至每天数千毫升,并伴有肝功能恢复不良,血蛋白降低,尿量减少,应考虑腹腔积液的可能性。许多患者抱怨胀气和腹胀,这时候就要确定肠胃胀气是否由手术后消化功能没有完全恢复引起。需要做B超检查,才能准确诊断和了解腹腔积液的量和分布情况。

四、预防及治疗

肝切除术后腹腔积液的治疗较其他类型腹腔积液困难,原则上应重点纠正原发肝病和保护肝功能。

(一) 保肝支持治疗

当肝功能异常时,卧床休息和吸氧有利于促进肝功能恢复。摄入高蛋白、高热量、多种维生素和强化饮食。对于厌食患儿,可适当注射葡萄糖和氨基酸加强营养支持,必要时给予全胃肠外营养支持。除了适当的极化液和保肝剂外,低白蛋白血症患者还应接受适量的血浆或白蛋白,以增加胶体渗透压并减少腹腔积液产生。白蛋白一般每天服用 10 ~ 20 g,如果腹部有大量分泌物,可在白蛋白中加呋塞米,以增加利尿作用,剂量不宜过大。腹腔积液大量形成也会引起水、电解质紊乱,应注意保持水、电解质平衡。

(二) 适当利尿加扩充血容量

肝切除术后有腹腔积液的患者应给予利尿剂,以减少腹腔积液的形成。如果腹腔内有大量液体,除静脉注射呋塞米外,也可口服呋塞米和螺内酯片,前者利尿作用强但易发生钾丢失,后者利尿作用较弱但可减少钾丢失,建议将两者结合使用。口服药物通常起效较慢,必须与静脉注射药物一起使用。初始剂量通常为平均剂量,然后根据尿量和腹腔积液量调整剂量。当腹腔积液较多时,可使用呋塞米。呋塞米利尿作用强,持续时间短。反复服用少量呋塞米有效,但必须注意电解质平衡。使用扩充血容量等方法增加肾血流量和肾小球滤过率可能更好地恢复对利尿剂治疗的敏感性,暂时减少腹腔积液。方法是静脉注射20%甘露醇250 mL。甘露醇进入血液循环后,不被组织利用就被分解,能迅速使组织间的液体进入血管,增加血容量,提高肾小球的滤过率,具有较高的渗透性。此外,利尿剂的通透性和引流大于钠排泄,补充呋塞米可减少腹腔积液。大多数肝脏手术后腹腔积液患者有低白蛋白血症,因此需要补充白蛋白。根据笔者经验,在输注100 mL白蛋白后静脉给予20～40 mL呋塞米对减少腹腔内液体分泌有更好的效果。

(三) 腹腔积液的引流

对于肝切除术后早期引流,应注意在皮肤苍白时引流通畅,避免引流不足引起感染等并发症,同时腹部有大量胶状分泌物堆积,也是腹腔积液形成的一个重要因素,这个时候一定要加大引流,而不是撤掉引流。随着引流液颜色逐渐变为淡黄色,引流液量增多,常伴有腹腔积液,应降低抽吸压力,减少蛋白质丢失和可能出现的电解质紊乱。腹腔积液消失后,可拔除双导管,关闭引流管,并加强支持疗法和使用利尿剂,经此治疗,大部分患者肝功能逐渐恢复,腹腔积液逐渐消失。如果拔管后患者腹腔内形成大量腹腔积液,甚至引起呼吸困难、腹胀难忍,可考虑开腹引流。

(四) 经颈静脉肝内门体分流术 (TIPS)

TIPS是治疗顽固性腹腔积液的有效方法,可用于需要反复腹腔穿刺引流的患者,如果患者需1个月行3次以上的腹腔穿刺引流,则可考虑行TIPS。但TIPS可能引起肝性脑病,支架狭窄率高,故不作为首选方案。

第六节　膈下积液和脓肿

一、概述

膈下积液和脓肿在肝切除术后并发症中较为常见,占肝切除术后并发症的4%~47%。

二、病因及病理生理

肝切除术后出现膈下积液和脓肿的原因有很多:①肝切除后,尤其是肝切除一半以上时,伤口较大,分泌物较多;②肝脏切除量多,手术创伤大,术中失血量多,超过3000 mL,或术后因出血再次手术者,感染风险较高;③手术时间过长、接触手术液过多、胆道手术增加术后感染的可能性;④如果肝癌伴有肝硬化,肝功能明显受损,影响蛋白质合成和氧化还原,机体免疫功能受损,容易感染;⑤手术操作粗暴,组织损伤或肝组织坏死过多,容易发生感染;正常情况下,每克组织有10^9个细菌会引起感染,但如果有局部组织坏死或血液积聚,只要每克组织有10^2个细菌,就会发生感染;⑥术中引流不充分,术后膈下引流不畅,或采用开放引流及早期引流。

三、临床表现及诊断

如果肝切除术后发热持续存在,出现伴随的右腹或胁腹痛和全身中毒症状,如心动过速、呼吸困难、白细胞增多、中性白细胞增多90%以上,或伴有腹胀、腹肌紧张、右肋间痛、反跳痛,则应怀疑膈肌脓肿。此时,可以进行超声引导下抽吸液体,如果检测到液体浑浊,可以进行初步诊断。如果诊断性抽吸是在B超引导下清除脓液,诊断会更明确,并可以进行细菌培养。

四、预防

任何在手术过程中残留的失活组织都会成为异物并引起感染,所以在手术过程中失活的肝组织都必须切除,以减少感染的风险。如果在手术过程中进行包扎止血,那么1周左右就得把纱布取出来,否则很容易造成继发感染。

保持良好的引流,将双导管放置在腹部的正确位置,术后腹腔引流良好,是预防膈下积液和脓肿的有效方法。手术时,双导管应置于靠近肝脏伤口的最低位置,引流管的前后立面靠近大血管。术后引流量小于 50 mL/d 时,可隔日抽一点,一般术后 3~5 天可完全自行消退。如果拆除管道后排水量增加,则表明该区域以前排水不良。引流必须持续到引流液减少,以避免引流管过早撤出,导致积液和感染。如果发现引流管堵塞,必须及时处理,以免膈膜下形成液体。

五、治疗

成像技术的进步,尤其是 B 超的普遍应用,可以及早发现膈下积液和罕见的膈下脓肿形成。一旦确诊,应立即开始积极治疗。

(一) 应用有效抗生素

膈下脓肿最常见的病原体是大肠杆菌、梭状芽孢杆菌、变形杆菌、球菌、溶血性链球菌、葡萄球菌和产气荚膜杆菌等,且多为混合感染。因此,可在感染清除后先使用广谱抗生素。如果可能,最好根据培养结果选择有效的抗生素。

(二) 支持治疗和对症处理

肝切除术后膈肌脓肿患者常有明显的全身症状,需注意补充能量、蛋白质和维生素。如有必要,可多次输注少量新鲜全血或新鲜血浆。如果体温在 39℃ 或更高,使用解热剂或局部冷敷,如果疼痛剧烈,使用适当的止痛药。

(三) 外科处理

手术治疗的原则是吸脓,清除脓肿,充分引流。在大多数情况下,经皮穿刺、导管插入和引流是在超声引导下进行的。排出脓液后,每天通过插入的引流管,用抗生素溶液清洗,厌氧菌感染可以用甲硝唑溶液清洗。如未拔除初始引流管,可在超声监测下经引流管注入生理盐水,确保引流管尖端完全进入脓腔,不阻塞引流管。如果发现引流管末端在脓肿内,引流管不够通畅,必须及时更换引流管以确保充分引流;如果原引流管前端不在脓肿内,而两者之间有组织分离,则说明引流管不通。在B超引导下,应重新引入经皮穿刺引流,也有在CT引导下经皮引流治疗膈肌脓肿的文献报道。

第七节　肝移植手术后并发症

一、移植后肝脏功能不良

(一) 概述

移植肝功能障碍是肝移植术后肝功能衰竭的常见原因,其发生率难以预测。大多数移植中心报道的发病率为2%~10%,有些报道的发病率高达22%。原发性肝移植肝功能障碍发生率为移植总数的5%～10%,肝脏必须再次移植,否则患者死亡率高达100%。

(二) 病因及病理生理

虽然移植肝功能障碍的原因尚不清楚,但临床经验大致可分为3类。

1. 与供体有关的因素

对移植前脂肪营养不良和术后肝功能障碍的供者肝脏进行检查,发现小叶中央有大量的细胞外脂肪球。在手术和其他过程中,脂肪被释放到肝脏微循环中,可导致微循环阻塞和缺血,导致广泛的肝细胞坏死和肝脏改变。

肝脏采集前供体的血流动力学状态。当供体肝脏在采集过程中出现低血压和缺氧时,供体肝脏会消耗大量的ATP,损伤肝细胞线粒体,从而影响供体的质量。

供体的质量、供体的原发病如高血压、糖尿病,以及供体的年龄都会引起肝脏和胆管的病理变化或老化,从而导致移植后肝功能障碍。

2. 与手术及冷藏保存相关的因素

在手术和冷冻保存过程中,局部液体可能会导致缺血或缺氧。冷缺血主要选择性损伤肝微循环内皮细胞,热缺血主要损伤肝实质细胞。供体缺血损伤和器官再灌注后,会产生大量的氧自由基,具有氧化破坏细胞成分的作用。

3. 与受体有关的因素

免疫排斥是接受者在手术后的免疫介导反应,在严重移植物损伤的发病机制中起重要作用。肝移植受者在手术期间和手术后需要接受多种不同的药物制剂,许多药物对肝脏有毒。同时,肠道细菌可在血液中产生大量内毒素,损害肝细胞。

受者的基础疾病,如糖尿病、高血压、高胆固醇血症、肥胖等都会影响移植器官的功能。

(三) 临床表现及诊断

原发性移植肝功能障碍没有明确的诊断标准,大多数通过排除诊断确认,范围从潜在肝功能障碍到完全肝功能衰竭程度不同。肾功能衰竭伴乳酸性酸中毒、持续性凝血功能障碍、胆汁分泌很少或没有,以及 AST 和 AIT 迅速升高。它通常发生在肝脏植入后数小时至数天内,约40%的病例发生在手术后48小时内。

(四) 预防

轻度肝功能障碍可以用保护肝脏的药物治疗。其中,谷胱甘肽具有很强的抗氧化作用。两种前列腺素药物 PGE2 和 PGI2 可扩张血管,维持溶酶体膜的稳定性,抑制血小板聚集,增加血流量。如果移植后出现肝功能衰竭,再移植是最后的手段,但并发症和死亡率非常高。

二、移植排斥反应

(一) 概述

20世纪70年代以来,随着移植技术的标准化、术后管理的改善、有效免疫抑制药物的引入,特别是他克莫司钙调神经磷酸酶抑制剂或环孢素的引入,移植后感染状态得以缓解。移植中心报道,肝移植后1年生存率接近90%,但仍有报道称,40%~60%的肝移植受者在移植后1年内至少有一次急性排斥反应。

(二) 分类及病因

1. 超急性排斥反应

超急性排斥反应是指在移植器官的血液供应建立后几分钟内发生的暴发性免疫反应。当受体存在对供体内皮细胞抗原的特异性抗体,移植器官很快会被破坏。超急性排斥反应在肾脏或心脏移植中更常见,在肝移植中较少见,但可能在肝移植后由于ABO血型不匹配而发生。

2. 急性排斥反应

急性排斥反应可在手术后数天至数月内发生,最常见于移植后2周。当发生急性排斥反应时,炎性细胞可浸润胆道上皮、门静脉和肝静脉内皮细胞。炎性细胞开始只在门静脉内聚集,逐渐浸润扩散到门静脉和胆管壁,引起组织的损伤和白细胞(血管内壁和胆管)的反应性改变,也可出现局部坏死,肝小叶组织较少受到炎性细胞的浸润。

3. 慢性排斥反应

慢性排斥反应通常在移植后1年左右发生,其机制包括细胞免疫和体液免疫,其出现主要是胆管上皮细胞受损,可伴有胆管减少或丢失,也可累及小动脉。泡沫巨噬细胞浸润小动脉的内皮或内皮下区域,引起动脉疾病甚至阻塞。慢性排斥反应也称胆道丧失综合征,因为血管狭窄和阻塞也会加剧胆管的减少。

慢性排斥反应有多种原因,主要有:①急性排斥反应未治愈;②初始免疫抑制不足;③巨细胞病毒感染,而原有免疫性肝病的患者,如自身免疫性肝炎、原发性胆汁性肝硬化、原发性硬化性胆管炎,则是风险因素。

(三) 临床表现及诊断

1. 超急性排斥反应

超急性排斥反应主要表现为迅速出现的肝功能衰竭、胆汁减少、生化指标急剧恶化,肝性脑病,严重凝血功能障碍,酸中毒等。其可能导致门静脉和肝动脉血栓,B超可明确诊断,同时病理检查在移植肝内的动脉和胆管可发现IgM和C1q补体。

2. 急性排斥反应

急性排斥反应患者通常无症状,但有的可表现为全身不适,厌食,右上腹痛,发热,黄疸,嗜睡,胆汁量减少并黏稠、金黄偏暗液体增加。B超可检测肝内血管血栓形成和肝内胆管扩张。明确诊断取决于肝活检的病理检查。

3.慢性排斥反应

慢性排斥反应,临床表现同急性反应,病情进展较慢,随着病情进展可出现碱性磷酸酶、γ谷氨酰转肽酶、转氨酶及胆红素增高以及胆汁淤积表现,胆道梗阻逐渐加重,最终导致移植物衰竭和患者死亡。

(四) 预防

免疫排斥是器官移植中最大的问题,很难制订明确的预防措施来预防。

(五) 治疗

1.超急性排斥反应

紧急再次进行肝脏移植手术是唯一有效的治疗方法。

2.急性排斥反应

传统治疗方法为糖皮质激素冲击治疗,通常采用的是逐渐减量的大剂量系列疗法或者间歇性大剂量疗法。应掌握指征及给药原则:①选择的药物是在不激活移植肝脏的情况下可以起显著治疗效果的药物;②在适当的时间内可以保持有效血药浓度以确保抗排斥作用的药物起效;③少用盐皮质激素类的,减少水钠潴留及高血压等不良反应;④要了解所用药物与氢化可的松之间的效能比。在激素抵抗排斥的情况下,可以使用抗淋巴细胞因子,最常用的是OKT3,正常剂量为5 mg/d,维持12～14天。

3.慢性排斥反应

过去皮质类固醇经常被用作治疗慢性排斥反应的主要药物,但大剂量皮质类固醇只是延长了再植入时间,而激素仍然加速了患者健康的恶化。自20世纪90年代以来,治疗方案发生了重大变化。FK506已被证明比环孢素单药治疗更有效,并可逆转慢性排斥反应。因此,FK506有望被广泛用作肝移植后的免疫抑制剂。

三、移植术后感染

(一) 概述

尽管免疫抑制药物和手术技术的发展,肝移植术后致死性感染的发生率已明显下降,但仍是影响肝移植患者术后存活的主要因素,其发生率仍在60%~80%。由于肝移植手术的特点,移植后病原体可通过胆道或门静脉由肠道进入肝脏,引发各类感染。

另外,患者术前抵抗力下降和代谢紊乱(糖尿病、营养不良)、术中血管胆管吻合复杂、出血严重、术后腹液渗漏及引流不畅或终身使用免疫移植剂等原因,也是导致感染的危险因素。因此,感染的早期发现和诊断以及及时有效的治疗无疑是决定肝移植成败的关键。

(二) 病因及病理生理

因为免疫抑制剂是在器官移植后使用的,所以引起的感染有一些共同点。Fish-man和Rubin总结了各种感染发展的时间,发现术后感染谱随时间而变化,将术后感染分为3个阶段:移植术后1个月,第2~第6个月及术后6个月。

第一阶段的感染常与移植手术本身有关,其感染情况与接受相同时限重症监护的其他术后患者类似,95%的感染由细菌或真菌引起,主要有多重耐药葡萄球菌(耐甲氧西林金黄色葡萄球菌、表皮葡萄球菌)、大肠杆菌、厌氧菌等。虽然在此期间免疫系统受到严重抑制,但机会性感染很少见,提示免疫移植药物的持续应用时间是一个重要的感染相关因子,而与药物的剂量不相关。

第二阶段的感染主要与免疫抑制后导致的多种机会性感染有关,绝大多数由巨细胞病毒(CMV)和卡氏肺孢子菌引起,会出现中枢系统及呼吸系统的症状。

第三阶段的感染很大程度上取决于移植物的功能和免疫抑制疗法。80%以上的移植患者移植良好,免疫抑制剂用量最低,此类患者发生感染的概率较小,当发生感染时,肺部感染是最常见的,大约10%的移植患者会发生慢性病毒感染。这些感染非常有害,会导致移植肝功能丧失,例如,EBV可能在移植后引起致命的淋巴组织增生性疾病。如果其余10%的患者由于急性和慢性排斥反应而需要增强免疫抑制,则可能会发生更有害的机会性感染。

(三) 临床表现及诊断

1. 早期感染

1个月内发生的感染主要与手术本身有关。如果肝移植时血管连接不畅,肝脏就会没有良好的血液供应,导致血流动力学紊乱和血栓形成,从而导致门静脉高压症和腹腔积液,症状如静脉曲张、上消化道出血、便秘、营养不良、肝功能障碍等;若继发败血症可出现感染、中毒症状,例如高热、寒战、肝痛;若胆管置管不当,因胆道梗阻导致梗阻不全或不完全,出现高热、黄疸等症状;若胆肠炎期间继发细菌感染或逆行性结肠炎,常发生化脓性胆管炎,为确认诊断,可根据临床表现和感染持续时间进行各种检查,例如腹部超声和CT等检查。如果有疑问,可以对病变进行诊断性穿刺。

2. 中期感染

术后2~6个月的感染主要是感染了具有免疫抑制条件的病原体。细菌感染可引起中枢神经系统症状,例如,李斯特菌引起的急性脑膜炎。由新型隐球菌引起的亚急性和慢性脑膜炎中,中枢神经系统感染的症状在免疫抑制条件下通常是不典型的,最常见的症状是头痛、呕吐、肌张力增加和发热。肺部感染可由卡氏肺孢菌引起,发热、咳嗽,有痰或无痰。继发感染也可以见于真菌,主要是各种念珠菌感染。血液或痰液中细菌和真菌的影像学、检测和培养相结合可以确诊。

病毒是现阶段最常见、最有害的病原体,主要是巨细胞病毒(CMV)和其他许多病毒。因为这个阶段患者的免疫力受到抑制,病毒进入人体后,并不是所有的典型或非典型症状都会出现。以巨细胞病毒为例,50% ~ 75%的肝移植患者可能会出现移植后巨噬细胞病毒感染,但仅有半数患者出现临床症状,主要表现为发热伴全身症状,包括厌食、不适、肌痛、关节痛、轻度白细胞计数和血小板计数减少、淋巴细胞增多,有时出现胃肠道症状,如恶心、呕吐、腹痛、溃疡及上消化道出血等。罕见严重肺部感染。

诊断病毒感染可通过临床表现、感染时间窗并结合影像学及血清学检查,可查CMV—IgM滴度,但假阳性率偏高。结合聚合酶链反应方法检测

CMV抗原,并能进一步定量检测病毒荷量,可满足临床抗病毒治疗及疗效考核的需要。

3. 晚期感染

感染发生在移植后6个月。大多数复发和常见的感染,如尿路和呼吸道感染,都发生在这个阶段,但这个阶段的感染从感染的中晚期就持续存在,如肝炎病毒的复发和再感染。主要原因是80%的患者相对稳定,术后6个月感染风险不是很高,其余患者因长期免疫抑制而无法康复。移植肝功能不良会导致严重的机会性感染,例如李斯特菌和卡氏肺孢菌感染。此外,复发性乙肝和丙肝患者也可能出现肝功能衰竭的迹象。

(四) 预防

肝移植术后患者的一般情况很差,当使用免疫抑制药物时,很容易引起不同的感染和并发症,临床上难以有效预防感染。感染预防包括一般措施,例如使移植部位无菌,增加移植部位的通风,以及加强医护人员及其家人的无菌观念;积极提高患者的抵抗力,补充白蛋白或免疫球蛋白,必要时输入少量新鲜全血,慎用抗生素。

(五) 治疗

治疗基于确诊的抗菌或抗病毒治疗。

在细菌感染的情况下,可以根据胆汁和痰培养的结果选择敏感的抗生素,例如革兰阴性菌可以青霉素和喹诺酮类药物联合使用,对青霉素过敏的人可以改用头孢菌素。如确诊为耐多药普通球虫病,应使用去甲万古霉素或糖肽替考拉宁治疗。特定病原体感染,如军团菌感染,应使用红霉素治疗,而李斯特菌则应使用大剂量氨苄青霉素治疗。

根据临床免疫抑制研究,肝移植后真菌感染多为使用广谱抗生素后的双重感染,它主要发生在肠道和呼吸道,最常见的是念珠菌。在这些情况下,通常会使用酮康唑、氟康唑、伊曲康唑和其他治疗方法,通常效果更好。

有其他深部真菌感染的人,例如隐球菌或曲霉菌感染,氰菌唑或两性霉素B均可使用,但两性霉素B的不良反应比较大,所以最好从小剂量开始。对于卡氏肺孢菌引起的机会性感染,归类为真菌治疗。可谨慎使用激素疗法,如果患者对磺胺类药物过敏,可用氨苯砜代替。

肝移植术后患者比一般人群更容易感染病毒,且多为机会性感染。巨细胞病毒、单纯疱疹病毒和爱泼斯坦-巴尔二氏病毒很常见。在治疗中,使用抗病毒药物来提高身体的抵抗力。主要采用免疫球蛋白输注,外用阿昔洛韦、更昔洛韦等。以CMV为例,更昔洛韦是首选,剂量为5 mg/kg,每日2次。一个疗程至少2~3周,直到病毒定量PCR检测结果呈阴性。

四、移植术后血管并发症

肝移植术后血管并发症是严重的并发症之一,是导致肝移植失败和患者死亡的重要原因。肝移植术后早期血管并发症发生率也被认为是评价移植技术的重要指标之一。

(一) 肝动脉并发症

1. 概述

在肝移植血管重建过程中,肝动脉吻合术最易发生肝动脉并发症,因为它是肝脏中需要吻合的最细的血管,其中以肝动脉血栓最为常见,虽然报道的发病率并不一致,但成人发病率为2%~15%。

2. 病因及病理生理

临床上已经确定了几种引起肝动脉并发症的高危因素,其中比较典型的为以下几项:①动脉内径较细,尤其是直径小于3 mm时,并发症发生概率大幅增加;②吻合技术不当,血管外膜反转,扭曲吻合,或当肝脏切开太多时;③血管内膜缺血时间过长,或被血管钳损伤;④肝脏的流出道不畅,如肝上腔静脉和下腔静脉吻合口狭窄、扭曲、成角等;⑤急性排斥反应导致肝血流阻力增加等。

3. 临床表现及诊断

肝动脉并发症的临床表现多种多样,有时无症状,大部分可归纳如下。

(1)慢性肝脏坏死和败血症。

患者可能会出现高热、精神变化、低血压和凝血功能障碍。实验室检查可能显示肝酶升高、白细胞升高和血液细菌培养阳性。完全阻塞血管的血凝块可导致暴发性肝坏死。

(2)肝脓肿及反复发作的菌血症。

患者可出现发热,肝功能恶化,血象升高,血培养阳性。B超和肝脏CT

可发现脓肿灶。

(3)胆道并发症。

肝动脉狭窄或血栓形成可导致胆管缺血,导致大多数患者在手术后几个月内发生胆漏和胆道闭锁。移植的肝脏虽然形成了部分侧支,但仍不能满足胆管的供血需要。

诊断肝动脉血栓的金标准是肝血管造影。对于有提示肝动脉血栓形成临床症状的患者,进行B超等无创检查,近年来64层螺旋CT血管造影和MRA成为主流。

4. 预防

由于肝移植是外科一项非常精细的手术,手术难度大,发生并发症后预后差,因此并发症的预防十分重要。应通过影像学初步评估可能的解剖异常,仔细完成移植肝脏的血管修剪,注意保护重要的肝脏血管,深入了解其在肝脏中的行为,为血管吻合提供参考信息。手术过程中,提高血管剪接技术,避免血管上皮逆转,争取成功的同时,减少反复血管剪接造成的血管损伤,缩短冷缺血时间,减少储血量,避免钳夹阻塞造成血管损伤。术后适当抗凝治疗。

5. 治疗

对于脓毒症的对症治疗,可结合脓毒症、肝脓肿、血培养和敏感抗生素治疗,彻底清除坏死的肝组织,或早期穿刺肝脓肿拯救肝脏。对于动脉狭窄,可以尝试血管内球囊血管成形术或支架置入术。在胆总管狭窄或胆漏的情况下,放置经皮肝支架以加宽胆总管,使引流顺畅。当出现肝动脉并发症时,通常需要手术再次重建肝动脉,通过血运重建去除血栓,或进行血管搭桥手术,并结合抗凝治疗。由于血栓清除后血管重建的难度和高风险,当严重的肝组织坏死不能被清除时,肝移植是唯一有效的治疗方法。

(二)门静脉并发症

1. 概述

肝脏移植术后门静脉的并发症较肝动脉并发症少见,其发生率在1%～12.5%,主要包括门静脉狭窄和门静脉血栓形成。

2. 病因及病理生理

常见原因类似于肝动脉并发症,包括手术缝合技术不当,如血管外膜内翻、吻合口狭窄、血管内膜损伤、静脉过长、吻合口扭曲、血管缺血时间过久、机体凝血功能紊乱和脾脏切除等,门静脉血栓形成也可能发生在手术后的免疫排斥反应中。

3. 临床表现及诊断

门静脉并发症的临床表现取决于其发生时间和血管狭窄或阻塞的程度。最初可能出现凝血功能障碍、门静脉高压、静脉曲张、上消化道出血、严重肝损伤和腹腔积液。术后起病时间长、狭窄程度低时,充足的侧支循环可缓解临床症状。静脉曲张、腹腔积液或脾脏肿大可能会逐渐发展,特别是在晚期门静脉血栓形成的人群中。

大多数诊断可以通过血管多普勒超声进行,CT和MRI可以检测到更小或更多隐藏的血凝块和狭窄。

4. 预防

预防措施是提高手术缝合技术。

5. 治疗

可对腹腔积液、胃肠静脉曲张破裂和出血给予对症治疗。如果在手术后早期发现门静脉血栓形成或狭窄,则可以进行手术,对于狭窄者可通过PTA技术行球囊扩张,或支架植入。对于血栓形成,门静脉血栓切除术、门静脉血管成形术、门静脉支架置入术、门静脉溶栓治疗是可行的。如果不能纠正或终末期肝功能下降,应重复肝移植。

五、移植术后胆道并发症

(一) 概述

胆道重建长期以来一直是肝移植的艰巨任务,甚至有外科医师将其形容为 Achilles' Heel(阿喀琉斯之踵),认为它是肝脏移植外科中的瓶颈。虽然现在器官保存技术、外科技术、放射学及内镜技术都有了极大的发展,在肝移植术后胆道并发症的预防、早期诊断和治疗方面取得了突破,但是其发生率仍维持在5%~50%,而死亡率接近10%。近50%的胆道并发症发生在移植术后3个月内,而90%发生在1年以内,以胆漏和胆道狭窄最为常见。

(二) 病因及病理生理

临床总结了影响肝脏移植术后胆道并发症发生率的因素,大致可归结为以下几类。

1. 胆道重建吻合技术和材料

术者的吻合技术是影响术后并发症的重要因素,多处吻合、吻合部位、吻合口张力等都是危险因素,而不同性质的缝线也起了一定的作用。但就吻合方式而言,目前常用的胆管端端吻合术(CC)和胆管空肠吻合术在并发症的发生率上无统计学差异,但T形管的留置则可增加其发生率。

2. 肝脏移植术式

以往肝脏移植多采用经典的原位全肝移植,但近年来,随着一些新术式的开展,如活体肝脏移植、减体积肝脏移植和劈离式肝脏移植等方式在带来好处的同时,也增加了发生胆道并发症的风险。

3. 胆管供血不良

由于胆管的血供以肝动脉及其分支为主,移植后出现肝动脉狭窄或血栓形成等并发症,可导致肝内胆管缺血、吻合口愈合不良、胆管缺血性坏死等并发症。

4. 肝脏保存及缺血再灌注损伤

分离肝脏后,胆管中残留的胆汁会在缺血条件下损伤胆管上皮细胞,因此需要尽快用冷冻UW保存液彻底冲洗胆管,它可以减少残留的胆汁。同时,由于离体肝脏的冷、热缺血时间较长,移植后缺血再灌注产生的超氧离子会对胆道造成明显损伤。

(三) 临床表现及诊断

临床上,胆道并发症没有非常具体的体征,很容易与其他并发症的体征混淆,尤其是早期,外科医生在临床上往往更关注压力反应的发展,使胆道并发症的诊断变得困难且延迟。

(四) 预防

临床上,胆道并发症的预防主要是针对其病因采取措施。一是术前详细了解肝内、外胆管的解剖变化,术中进行适当的影像学检查,确定合适的移植方式；二是提高外科医生的手术技能，掌握显微外科技术，争取胆道重建吻合成功，避免外膜内翻、张力过大等危险因素。术中应避免过度破坏胆管的血供，避免缺血性坏死的发生，缩短术中冷缺血时间，并尽可能输入新鲜血液制品。采集肝脏时，注意防腐剂的使用，保存时间在8小时以内。

(五) 治疗

1. 胆漏

胆漏的治疗主要针对其病因。如果是吻合口，则需要手术治疗，如果胆汁渗漏量小，手术时造口无压力，渗漏缝几针即可修补，大部分可愈合；但如果瘘管较大，大量胆汁漏出，形成包囊性积液，则应切除造口，重建胆道系统。胆肠吻合的，可将原吻合口切除，再行胆肠吻合。如果发现肝动脉血栓严重，肝功能差，只能再做一次肝移植。对于术中使用T形管的患者，胆漏会在T形管移除后发生，因为大多数瘘管很小，通常会自然愈合；如果瘘管很大并引起腹膜炎，可以通过T形管的肝窦插入。用于引流胆汁的细导尿管通常有助于瘘管愈合。

2. 胆道狭窄或梗阻

胆道狭窄和阻塞包括吻合口和吻合部位。造口狭窄或梗阻的主要治疗选择是：①使用利尿剂，尤其是肝功能损害较小时必须使用；②使用ERCP或经皮放射技术进行球囊狭窄或支架置入；③如介入治疗无效，可行胆道重建术。通常仅在手术治疗期间才需要进行肝移植，若因乳头功能障碍而阻塞，可行腹腔镜乳头切开术。

第七章　胆道疾病及其并发症处理

第一节　胆囊切除术并发症

胆囊切除术并发症是指胆囊切除术后术前症状持续存在或复发,或胆道某些器质性或功能性障碍复发,一些学者称其为"胆囊切除术后综合征",但实际上并不存在这个名称。由于大多数患者能找到症状的原因,故称为胆囊切除术后残留症状。

一、原因

主要包括早期术前诊断错误、手术不彻底和手术的不良后果。

(一) 诊断错误

胆囊炎的症状与右上腹其他器官疾病相似,如裂孔疝、溃疡性疾病和复发性胰腺炎,从而发生术前诊断错误。

(二) 手术不彻底

包括不完全胆囊切除术、残余结石、残余肠胆囊管、胆管狭窄、胆管或壶腹缺失、Oddi括约肌狭窄或胆漏等。

(三) 手术的不良后果

包括胆管炎、胰腺炎、外伤性胆道腹膜炎、手术胆囊切除术等,以及由于Oddi括约肌的严重手术损伤导致的胆道梗阻。此外,还有胆总管周围粘连、十二指肠与胆囊层粘连、结石形成、胆总管根部神经纤维瘤病等。常规胆囊切除术后,可引起胆道功能障碍。

胆囊切除术后残留症状的原因总结如下。

诊治误区:①诊断错误;②胆总管结石复发;③肝内胆管结石;④邻近器官的病理改变,包括胰腺炎、Oddi括约肌狭窄、胆总管狭窄或胆管炎、肝硬化或肝炎。

操作不完全:①操作失败,残留胆结石;②不正确的操作,包括胆道损伤、狭窄,胆漏,残余肠胆囊管或神经纤维瘤。

手术不良后果:①手术后肠粘连;②胆道生理障碍,包括胆道狭窄。

上述原因中,以残留胆结石的症状最为常见,占病例的53%～63%;其次为剩余胆管过长或胆囊切除不全,胆管狭窄或粘连;约20%的患者症状由胆外病变引起,主要是十二指肠溃疡、胰腺炎、膈疝和肝脏疾病。此外,约10%的患者无明显病因,可能与精神因素、胆道功能障碍有关。

二、临床表现

临床症状的严重程度与病因有关。轻度是指消化不良、腹胀、进食后不适、短期腹痛、便秘或轻度腹泻,严重者可出现右上腹痛、黄疸、发热、恶心、呕吐等。

三、诊断

当胆囊切除术后症状持续或复发及诊断困难时,必须进行全面的病史分析和特殊检查,以提高治疗效果,减少患者的痛苦。

病史包括:最终手术结果和手术方法,症状出现时间,与饮食的关系,与术前症状的比较,有无黄疸、腹痛,性质,部位,发病时是否有弥漫性疼痛,是否有任何诱发因素。

检查方法有以下几种。

B超:属于无创检查,价格低廉,可重复使用,应列为首选。

静脉胆管造影:该方法简单易行,并发症少,可检测胆道系统形态异常,如胆结石、肿瘤、畸形等,对诊断有很大帮助。然而,在某些情况下,高达40%的残留结石是不可见的,如果病变太小,很容易遗漏,因此不能排除负对比。这种方法虽然有上述局限性,但仍应列为本病的常规筛查方法。

经皮肝胆管造影(PTC):随着手术技术的最新发展,黄疸患者检出成功率达100%。成像对诊断非常有用,但因出血、胆漏、感染等特殊并发症,主要用于黄疸患者,一般检查无结果。

钡餐检查:此法安全方便,可判断上消化道有无病变,特别是有膈疝、十二指肠溃疡、粘连症状者。如果静脉胆管造影不能揭示病因,则应进行上消化道钡剂扫描。

肝功能检查:可了解肝脏的功能状态。其中碱性磷酸酶、γ-谷氨酰转肽酶和5'-核苷酸参考价值较大,可在一定程度上反映胆漏。

内窥镜逆行胰胆管造影术(ER-CP):该方法诊断正确率高,在进行 X 线片检查时可以直接看到食管、胃、十二指肠、胆总管、胆总管后部的开口。

四、治疗

治疗取决于病因。如果胆结石仍然存在或胆道狭窄,则再次进行胆结石手术以疏通狭窄处。Oddi 括约肌狭窄可通过腹腔镜或开腹手术切除。对于胆道以外的疾病,可以采取相应的措施。

五、预后

如果病因是胆道器质性疾病,通常建议手术去除病因。如果原因未知或功能正常,则症状更容易复发。

第二节 胆道系统损伤

一、概述

(一) 胆囊损伤

临床特征:有右上腹外伤史,可表现为右上腹或整个腹部疼痛,伴有腹胀、发热等症状。体格检查显示右上腹或整个腹部剧烈疼痛和压痛。辅助检查,如 B 超和 CT 检查,可能显示右上腹或肝脏周围的胆囊壁肿胀和增厚。白细胞计数和中性粒细胞的百分比通常会增加。胆囊切除术优先用于治疗胆囊损伤。

(二) 肝外胆管损伤

肝外胆管位于深部,被肝、胃、十二指肠和胰腺包围,因此受伤的风险很小。肝外胆管穿孔非常复杂,门静脉、下腔静脉、腹主动脉等主要血管受损,常因大出血而死亡。在腹部外伤中,肝外胆管损伤常伴有肝脏和胰腺的严重损伤。肝内胆管和整个肝脏都隐藏在肝实质深处,难以单独损伤肝内胆管。肝外胆管损伤与肝损伤同时治疗。

缺血性胆管损伤是指上腹部手术对胆管造成的损伤,通常是由于胆道手术(如胆囊切除术)或胃切除术所致。确切发病率难以确定。

二、病因和病理生理

(一)病因

外伤性胆管损伤主要见于枪伤、切割伤和机动车事故造成的腹部淤伤。锐利的切口还会损伤周围的大血管,如门静脉、下腔静脉和腹主动脉,经常导致出血和死亡。严重的肝脏和胰腺损伤可合并腹部损伤,如车祸中的肝外胆管损伤,尤其是方向盘撞击损伤。肝损害严重时,肝脏受压移位严重,肝外胆管撕裂。

医源性胆管损伤的常见原因包括以下3点。

1. 解剖因素

胆囊管过长并与胆总管或右肝管伴行较为紧密。这种病例在术中易伤及胆总管、右肝管等。在胆囊管有炎症并与周围有粘连时尤易损伤。右侧副肝管有时开口于胆囊管,有时形似粘连带,若切断又未结扎,则术后易发生胆漏、膈下感染等。十二指肠第二段憩室,因与胆总管的第三段相关至为密切,可在处理憩室时不慎而损伤。

2. 病理因素

胆囊壶腹与胆总管相连,或胆囊体与右肝管相连。尤其是出现急性炎症和肿胀时,胆管在分离过程中易受到损伤。常见情况如下:胆囊颈结石与胆总管相连;粘连与收缩相结合,使胆总管拉长移位,误诊为胆总管切口;十二指肠溃疡是由于瘢痕过多,牵拉胆总管,切除溃疡损伤胆总管所致;Mirage综合征是以胆囊管与肝总管平行的解剖结构为基础,嵌于胆管内的胆囊颈部或胆囊管有慢性炎症;缺乏了解,导致在手术切口时对胆管造成损伤。

3. 技术因素

胆总管牵引过度：由于胆总管较细，肝十二指肠韧带相对游离，手术时牵引过度导致胆总管损伤。①胆囊切除术中，胆囊动脉撕裂，结扎被切除，或右肝动脉受损，导致大出血，当时没有因胆管丧失或胆管壁活力收缩造成胆漏，数日后因胆漏而死亡。②胆总管较细，插入的T形管过粗，压迫胆管壁，造成局部坏死。③肝切除距离分叉处太近，损伤对侧肝管。④端侧或端端吻合术在分离门静脉过程中不慎损伤胆管。

(二) 病理生理

医源性胆管损伤一般分为下列6种类型：①胆管完全横断；②胆管被完全结扎；③胆管被部分结扎，当时尚有些通畅，但由于创伤性水肿、炎性增生而发生完全性梗阻；④胆管壁部分损伤；⑤胆管壁被钳夹，继而坏死；⑥副肝管被离断。

术中未发现胆道损伤（如继发性肝管损伤），术后可能因胆漏、引流不畅而发生胆道腹膜炎。当胆汁在肝外胆管周围积聚时，由于胆盐的刺激，胆管变窄并逐渐阻塞。当积聚的胆汁被感染时，就会形成膈肌脓肿。胆道损伤后，上胆管向门静脉扩张收缩，胆管上皮收缩，小胆管增生，门静脉周围纤维组织增生，形成胆汁性肝硬化。

胆管损伤后的门静脉狭窄和瘢痕形成、肝硬化、门静脉高压、局灶性静脉曲张等都是胆管损伤的严重后果，难以手术治疗。胆管损伤可分为全切除、部分损伤和完全梗阻（结扎）。即使受伤部位的管腔没有堵塞，反复炎症造成的瘢痕也可以完全堵塞。

在梗阻的胆管中，胆管炎和急性梗阻性化脓性胆管炎（AOSC）可能因胆管炎时间延长而反复发生，并且随着时间的推移可能发生胆石症。胆管炎和结石的刺激可使胆管壁增厚。

三、临床表现

胆管损伤后的表现是胆道腹膜炎、梗阻性黄疸和复发性胆管炎。但有时症状不典型，容易延误诊断。部分胆管损伤或继发性肝管损伤由于麻醉等因素抑制肝功能时，胆汁不分泌，手术后数日内才发现胆汁渗漏。

如果胆囊切除术后胆汁被引流，则有必要确定胆汁的来源。胆管损伤是由持续的胆汁溢出引起的。如果胆管受损,引流不畅,大量胆汁流入腹腔,临床表现为腹膜炎。胆管部分结扎,部分未堵塞,起初没有黄疸,但几天后,未堵塞的胆管因炎症肿胀而部分堵塞,黄疸逐渐加深。

四、实验室检查与辅助检查

如果胆道损害伴有胆道腹膜炎和急性胆管炎,肝损害可能伴有血象异常、肝功能异常和白细胞增加。胆道梗阻患者血清胆红素升高,直接胆红素占总胆红素的比例大于60%。 90%以上的患者血清碱性磷酸酶、丙氨酸转氨酶和谷草氨酸转氨酶升高。 B超、CT可以在肝脏下方或周围的空间中寻找液体。在手术过程中,胆管造影可以明确诊断。

经皮肝胆管造影(PTC)对胆道明显梗阻患者的诊断最有帮助,可明确诊断梗阻部位。静脉胆管造影或内镜逆行胰胆管造影也有助于诊断。ERCP的诊断价值不如PTC,通常不提示胆管梗阻。 MRCP可以明确梗阻部位和近端胆道的情况。

五、诊断

如果肝外胆管撕裂或交叉,损伤后胆汁漏入腹腔,导致胆汁性腹膜炎。腹部穿刺可以吸出胆汁。患者有右上腹挫伤或腹部手术史、腹膜炎体征可诊断为胆管损伤,但由于肝外胆管解剖位置的特殊性,外伤时单独发生胆管损伤非常少见,常伴有其他脏器或大血管损伤,肝外胆管损伤的诊断往往较困难。有时在手术过程中,过度注意肝内胆管损伤,而忽视肝外胆管损伤。因此,在出现上腹部钝挫伤和脏器损伤的情况下,无论腹腔内积聚多少胆汁,都应详细检查肝外胆管,不应忽视肝外胆汁。正常肝外胆管较细,解剖变异多,这也是肝外胆管损伤容易漏诊的原因之一。探查肝外胆管时,应特别注意十二指肠上段胆管由于胆管壁薄,血液循环不畅,较其他部位更容易受到损伤。需要注意的是,如果肝外胆管轻微撕裂或十二指肠后部轻微破裂,则容易漏诊。文献报道有黄疸、腹腔积液、大便呈陶土色、全身功能衰竭等表现,应仔细检查。当肝脏严重淤伤时,有时肝脏分泌会暂时受到抑制,往往看不到胆汁渗漏。没有及时发现肝外胆管损伤,后果很严重,所以如果发现腹腔内有胆汁,应详细检查肝外胆管的各个部位。

应特别注意是否存在变异的肝外胆管,或辅助胆管是否直接汇入肝外胆管。较大的次级肝管撕裂后,有更多的胆汁溢出。松开十二指肠的第二部分以检查胆管是否有撕裂。如有必要,可进行术中胆管造影以明确诊断。

六、鉴别诊断

肝外胆管癌:常发生于左、右肝管交界处,最易与损伤后良性胆管狭窄相混淆。不同之处在于癌症不太可能引起严重的感染,胆管炎的症状很少见。胆管造影显示肝外胆管明显增大,肝区有梗阻,肝外胆管和胆囊收缩排空。MRCP、实时 B 超可能有助于诊断。

七、治疗

1. 手术时间

(1)胆管损伤在术中及时发现。

①完整切开:将受损胆管的两个断端适当分开,对端无张力吻合,如果有更多缺陷,则进行胆管空肠造口术。②局部外伤:胆管壁局部损伤可治疗。

(2)术后经1周以上时间方发现。

在大多数情况下,胆总管在手术过程中部分结扎,当时有一定程度的通畅,而1周后完全被炎症反应堵塞。在这种情况下,由于受伤部位及其周围炎症反应,因此手术治疗并不紧急,此时操作经常失败。治疗原则:保肝抗感染,术后6~8周再手术,此时不仅炎症完全消失,阻塞的胆管上部也扩张,便于胆管与肠道吻合。

2. 胆管损伤后瘢痕的处理

胆管损伤后,瘢痕是局部的或广泛的,需要手术切除瘢痕或对瘢痕上的正常胆管进行充分吻合。如果前者无效,则不可避免地会发生再狭窄,手术后肝外胆管几乎完全破坏,往往需要进行肝肠吻合。因此,纠正胆管损伤需要一个完善的治疗方案和良好的准备。

3. 手术方法

(1)术前准备。

胆管损伤后的主要症状是膈肌感染、胆道功能障碍和进行性梗阻性黄疸。 因此,术前应采取措施抗感染,保护肝脏,注意电解质平衡,补充维生素K和维生素C。

(2)手术方式。

第一,胆管对端吻合。在正常情况下,仅适用于术中胆总管截肢术。术中可及时发现胆管壁局部损伤,若胆管壁有小缺损可纵向缝合,接缝的顶部或底部单独切割,并使用长T形管作为支撑。

第二,胆管十二指肠吻合。此手术适用于中、下胆管损伤。胆总管十二指肠吻合术虽然具有操作简便的优点,但上行感染常见,肝内胆管结石和狭窄也常见。当发生逆行性感染时,症状通常非常严重,可能会形成肝脓肿。由于手术后频繁且持续的上行感染,一些患者需行胃切除术。

第三,胆管空肠吻合。在胆囊切除术中,大部分胆管损伤发生在肝胆总管和胆总管的交汇处。外伤后胆道刺激、复发性胆管炎和肝管狭窄及瘢痕形成,在这种情况下,不能同时进行胆管吻合、十二指肠吻合和胆管吻合术。胆管空肠吻合术是理想的手术。

第四,肝内胆管空肠吻合。当肝外胆管与左、右肝胆管的连接处完全被瘢痕取代时,肠道无法恢复。可切除部分肝脏小叶,也可切除左、右肝管。沿左、右肝管交界处切开,显露左、右肝管,左、右肝管合二为一,形成"新总肝管"。这种手术更符合生理性胆汁流出,但操作难度较大,出血较多。在这种情况下,整形手术后胆管的开口必须足够大以适应空肠,否则会出现术后狭窄。

第三节　胆道手术术后出血

一、胆囊动脉和肝动脉损伤

(一)原因

主要原因是术者对胆总管解剖结构不熟(可能占30%)和手术干预不当。

(二) 预防

为避免损伤胆囊动脉,引起出血,手术操作应轻柔、温和且术野显示良好。胆囊动脉必须在靠近胆囊壁的地方用细线结扎,然后切开。

(三) 治疗

如果手术过程中发生出血,不要盲目止血。用示指拉动网片,用拇指按压肝干,在网片上钻一个小孔,然后通过网片挤压腹腔动脉,可以暂时制止出血。于直接观察下钳夹止血。

二、胆囊床剥离面渗血

出血通常很轻微,可以用局部电灼或盐水纱布止血。但在胆囊切除术后出现持续性黄疸伴高热、化脓性胆管炎的患者,会出现胆囊创面渗漏,导致死亡。

三、胆道周围血管网损伤

急性胆囊炎或胆管炎时,肝门肿胀变红,小网状静脉扭曲肿胀。当切开胆总管前腹膜以暴露胆总管时,肿胀的静脉非常容易出血。

因胆总管狭窄或胆总管结石引起的胆汁性肝硬化患者,常出现门静脉高压症,导致局部粘连紧密,侧支循环丰富,静脉曲张,门静脉内有血管和脂肪沉积,这些情况会使手术复杂化,容易造成大面积出血。对于上述患者,通常建议分期手术。如果胆道梗阻严重,可先引流胆道,然后减压。一旦感染得到控制并且病情好转,就可以进行脾切除术和搭桥手术,然后进行胆道手术。

四、胆管壁出血

(一) 原因

胆管壁出血的常见原因是手术过程中胆管壁止血不完全。复发性胆管炎常导致胆管壁增厚和小血管扩张,必须仔细缝制,否则出血不会自动停止,通常需要采取其他措施来止血。有时胆管壁会出现严重的局部炎症,胆管壁中的血管虽然被缝合,但手术后线头可能会脱落而再次出血。有时结石会导致胆管内壁溃疡。在手术过程中,使用刮除术或用镊子尽可能多地去除结石。出血通常发生在手术过程中,并在治疗后停止。如果T形管被血凝块堵塞,可能会在T形管周围发生渗漏,同时出现上腹部不适或胆绞痛的症状。

(二) 临床表现

使用T形管的患者会看到新鲜血液从T形管中流出并迅速凝固,这种情况在感染引起的出血中更为常见。

没有外部引流患者的临床表现取决于出血量及所使用的手术方法。胆管壁大量出血时,胆道的压力突然增加,引起胆道括约肌痉挛,会有胆绞痛、腹痛、呕吐和便血等表现。胆道吻合术患者,由于大量血液从造口处流入肠道,胆总管压力并不大,故没有括约肌痉挛,临床仅表现轻度腹痛。大量血液进入肠道也会导致胃部不适,部分患者因血栓形成、胆绞痛、黄疸、胆管炎等出现胆道梗阻。当血凝块被胆汁溶解,血液被排泄到胆管时,患者可能会有呕吐或血便。

(三) 诊断

诊断胆道出血的位置和原因取决于检查手段。

1. 肝脏选择性血管造影

肝脏选择性血管造影是诊断胆道出血的理想方法。可见造影剂从肝动脉分支渗出并积聚在肝假性囊肿内或进入胆总管。同时肝血管造影可以显示肝动脉的走向,使其成为诊断的首选标准,但需要特殊的设备和条件,目前尚未广泛应用。

2. 十二指肠纤维内窥镜检查

在出血过程中,可能会看到十二指肠乳头出血。在间歇性出血的情况下,如果没有活动性出血但存在急性胆管炎,则可以进行ERCP。值得注意的是,血凝块表现为充盈缺损,很容易与残留的胆结石相混淆。纤维十二指肠镜检查可排除上消化道出血的其他原因。

3. 经T形管进行射线照相

可以显示由于结石和胆囊病变或血栓引起的填充缺陷,有时可能会看到造影剂与肝脏中的血肿相互作用。

4. 剖腹探查

经上述检查仍不能明确诊断时,可行剖腹探查。顺序:胃、十二指肠、肝脏、胰腺、脾脏,最后是胆道。在肝脏检查中寻找局灶性脓肿、结节和纤维化。如果怀疑深部病变,则应进行穿刺。坏死组织、脓液和胆汁有助于诊断。检查胆道时,要打开左、右肝管上的孔,收集血肿,检查胆道黏膜有无残留结石和溃疡。如果发生出血,插入导管反复冲洗肝内胆管并按压肝脏以止血。如果需要,可以使用相同的技术检查其他肝管,并辅以术中胆管造影和肝血管造影。

(四) 治疗

1. 非手术治疗

出血通常会自行停止。非手术治疗适用于轻度出血、胆管炎、身体状况不佳、对手术无抵抗力的患者。治疗包括广谱抗生素以纠正水、电解质紊乱并改善凝血、去甲肾上腺素稀释剂和局部止血剂,如凝血酶。将100 mL生理盐水与4~6 mg去甲肾上腺素混合,每次灌胆20 mL,反复冲洗通常可以止血,但应尽快给药。如果T形管被血块堵塞,则很难清除。血红蛋白注射量应小于90~100 g/L,如非手术治疗期间持续出血、休克或严重胆管炎,应考虑手术或介入治疗。

2. 肝动脉栓塞术

当肝血管造影确认出血部位时,将导管尽可能靠近出血部位,并用不锈钢线圈和明胶海绵封闭出血血管,预计50%的病例出血会停止。肝动脉栓塞术的优点是侵入性小且可重复使用。

3. 胆道探查加T形管引流术

胆道探查的主要目的是明确诊断。除胆管黏膜炎症性溃疡出血外,T形管引流不能直接控制胆道出血,止血成功率仅为8%~39.4%。直接可见的胆汁淤积可以通过血管缝合矫正和闭合。胆道引流有助于控制胆道炎症、改善肝功能,并加速出血停止。

4. 肝动脉结扎术

适用于肝动脉破裂引起的肝内胆管出血、双侧或非出血性胆管出血的治疗。

通过结扎肝动脉可以立即制止来自肝动脉的出血。对于伴有门静脉出血的急性胆管炎患者,肝动脉结扎后肝窦压力降低,出血停止。据国内报道,肝动脉结扎术的有效止血率为80%~90%。使用太厚的绷带会导致出血。由于解剖关系不明确,无法确定确切的出血血管,只能结扎左肝动脉或上肝动脉,正确连接肝动脉,这是造成肝动脉结扎效果不佳的重要原因。肝动脉结扎的方法虽然简单,但必须准确可靠。

由于肝脏有丰富的侧支循环,肝动脉结扎引起的广泛肝坏死很少见。因此,肝动脉结扎术安全性较高。

5. 肝脏切除

适用于局限于一侧的肝内胆管出血。肝叶切除术是治疗肝内出血的合理方法,有效率89%,可切除病灶、止血。但在患者一般情况非常差的状态下,肝切除术的死亡率很高。

第四节　胆道手术后胆漏

一、病因

(1)术中未及时发现肝外胆管损伤或其他胆管病变,出现术后胆源性腹膜炎体征。

(2)由于胆肠连接处愈合不良导致胆汁泄漏。伤口愈合不良的因素包括胆管壁吻合不良;回肠造口两端的胆道过度紧张;应用拼接时,两端边缘未闭合,过度电灼损坏接头;吻合口两端供血不足。

(3)造口周围的感染和积液会阻碍愈合并导致胆汁渗漏。胆汁漏出后在局部积聚,加重感染,损伤周围血管会引起出血。

(4)因胆管壁变薄造成的引流真空导致引流管偏离、导管变窄或供血障碍。

二、临床表现

手术后,大量胆汁(50 mL/d)从腹腔引流管排出,引起腹痛、发热、腹肌紧张等腹膜炎症状;在腹膜穿刺部位可见大量胆汁。

三、实验室检查

主要用于判断:胆总管有无损伤,损伤程度,上、下胆总管损伤程度,有无阻塞。

(1)腹部穿刺。可以通过穿刺胆汁收集来诊断。

(2)B超、CT可以检测到腹腔积液,但对评估受伤部位帮助不大。

(3)经皮胆管造影(PCP)可以清楚地显示胆总管的夹层和近端胆管的损伤,但如果胆总管未扩张,则无法显示。

(4)ERCP可以清楚地显示胆漏的位置、胆管损伤的程度,以及与胆管狭窄和残留结石的关系,从而为整体治疗方案提供依据。

四、治疗

如果患者有腹腔引流,除了及时发现胆漏外,还可以通过深部胆汁量来判断病情。胆管阻塞或术中胆管损伤导致的胆漏需要手术修复,应在手术后24~48小时内进行。局部炎症和肿胀通常会在48~72小时后恶化,在这种情况下,不进行治疗,泄漏的可能性会增加。应将引流管插入胆总管,3~6个月后进行二期手术。同时必须彻底清除其他原因引起的少量胆汁,双腔或三腔导管可用于连续低压抽吸。

五、预防

手术后,创面用干纱布覆盖,检查有无胆结石、胆管渗漏或可疑部位,然后包扎或缝合。轻度胆管损伤、伤口大面积出血、严重术中粘连的患者应进行预防性腹腔引流。

第五节　胆道手术后胆管梗阻

一、病因

胆结石患者的胆管阻塞可由胆管变窄、结石堆积、血凝块阻塞等引起。

胆管狭窄常见于左外胆管开口处,也可见于左肝管、右肝管、右后肝管、肝总管。左、右肝管与肝总管交界处狭窄比较少见,如胆管平滑肌纤维及相邻胆管内壁狭窄,纤维组织过度生长。胆总管远端结石,镜下观察慢性增生性胆管炎胆管壁结缔组织增生,壁上有细小导管生长。胆管阻塞可导致胆汁淤积和胆管炎,这些因素会增加结石的复杂性,即使堵塞清除后,扩张的胆管也难以恢复。胆管梗阻常引起胆管感染,胆管感染又会加重胆管梗阻,这两个因素相互作用并加速疾病的进展。胆管阻塞的程度和病程的长短决定了疾病的严重程度,例如,左右开口或肝管融合的严重阻塞和化脓性胆管炎后果更严重。

二、治疗

(一) 介入放射学 (IR) 和经内镜逆行性胰胆管造影 (ERCP) 组合

介入放射学和 ERCP 的组合有助于进入胆管,最常用于内窥镜可以进入空肠导管但无法检测的情况。手术时可将支架完全插入后用内窥镜处理,也可在手术中插入导管后使用内窥镜。如果无法检测或确认胰管吻合,有经验的专家往往使用经皮方法治疗胰管狭窄,应使用术前 CT 或 MRCP 进行详细的断层扫描。手术前后应使用抗生素。

(二) 超声内镜 (EUS) 和 ERCP 结合

当无法到达或确认连接点时,可以结合使用 EUS 和 ERCP 技术,由一名或两名了解 EUS 和 ERCP 技术的专家进行管理。手术应在三级医疗中心进行,并辅以肝、胆、胰外科手术和介入放射学。在放射学和实时超声引导后,将 19 G 或 22 GFNA 穿刺针通过胃插入胰管。在某些情况下,它可以进入仅 1 mm 宽的胰管。胰岛血管造影后,将一根 0.46 ~ 0.89 mm 的导线通过穿刺针插入胰管,在胰管上游切开造口,然后立即进行治疗。

随着治疗性超声内窥镜的发展,线性超声内窥镜可以独立进入胰管,并进行相关治疗。如上所述,导管通过吻合术进入空肠。有两种类型的血管支架,一种是双侧长支架,另一种是骨科附件,远端穿过孔口,近端为直支架,侧面固定在一侧。一些内窥镜医师更喜欢放置没有侧孔的支架,以防止胰液在胃周围引起感染,支架近端置于胰管内,远端置于胃内。

上述方法的联合成功率和并发症率分别约为83%和19%。其他研究表明,EUS-FNA针可引起胰腺炎、出血、支架移位、穿孔、囊肿形成、一过性发热、导线脱落等并发症。

胰十二指肠切除术中残留的临时塑料支架处理很重要。部分外科医生使用胆道支架进行吻合,常使用胰管支架来减少胰瘘的数量,防止术后狭窄等并发症。这些支架可以插入胆总管或剩余的胰管,相距最多3 cm。最常见的支架类型会自动移动并从肠道中取出,虽然使用可吸收缝合线可以安全地防止支架过早脱离,但有些支架可能无法与胆总管或胰管分离。据报道,这些残留的导管支架会导致反复发作的急、慢性腹痛和脂肪变性,以及反复发作的急、慢性胰腺炎。有些支架可能会从胰管突出到胆总管中。一些支架的形状像护理管,在X线上很难看到,但在胃部超声检查中很容易发现。这种支架可以用传统的前路内窥镜和球囊内窥镜取出。如果EUS不可用,可以使用介入放疗来移除支架。

第八章　胰腺疾病及其并发症处理

第一节　胰岛素瘤切除术并发症

胰岛素瘤是胰腺最常见的良性肿瘤。肉眼通常为灰红色、棕红色或黯红色圆形肿瘤,表面稍硬、光滑,边缘清晰,尺寸通常为1～3cm。

一、术中遗漏肿瘤

由于缺乏手术经验,胰岛素瘤大小不一,手术时只切除部分肿瘤或未检出肿瘤,而盲目切除胰体和胰尾是术中遗漏肿瘤的主要原因。

手术时除了使用B超和PTPC检测肿瘤外,为避免术中漏诊肿瘤,还需确认手术中已完全切除肿瘤。常用的判断肿瘤是否完全切除的方法有以下几种。①术中血糖检测:术中不注射葡萄糖,肿瘤切除前后快速测血糖。例如,如果肿瘤切除前的血糖水平低于3.6 mmol/L,则切除后的血糖水平将上升至术前血糖水平的2%。有时可以认为肿瘤已完全切除,但有时血糖升高缓慢,且在切除后1小时内＞5.6 mmol/L,也视为肿瘤已完全切除,正确估计约为90%。②免疫反应性胰岛素(IRI)测定:IRI测定采用肿瘤切除前后门静脉血样快速取样测定,如果切除后立即IRI正常,则切除完成。

二、术后急性胰腺炎

胰岛素瘤切除术后的急性胰腺炎很少见。主要原因是手术创伤,尤其是大的胰管或血管损伤,可引起胰腺炎。轻度胰腺炎表现为腹痛和血液、尿液中淀粉酶水平升高。出血性坏死性胰腺炎严重且危及生命。治疗期间应禁食、胃肠减压,以及服用抑制胰腺和胃液分泌的药物,如善宁、洛赛克等;对于重症胰腺炎,应积极进行手术引流和去除坏死组织。

预防措施:避免手术切除胰腺及周围组织的肿瘤。

三、胰瘘

胰瘘是胰腺切除术后常见的并发症,发生率为14.5%,可能是切除了较多的胰腺组织或胰管损伤所致。临床表现:引流胰液或含胰液的分泌物长期渗漏;导尿不充分或引流不畅可引起急性腹膜炎。治疗期间应无阻塞引流,必要时应用抑制胰液、胃液分泌的药物、抗生素。

注意事项:操作时要小心。对于深部肿瘤和大瘤床的患者,如果胰管破裂,应使用绷带或缝合线。瘤床完全止血后,无须缝线,可用生物胶缝合伤口。如果肿瘤在胰体和胰尾,可以切除胰体和胰尾,肿瘤位于胰头,可以在保留胆管的切除。手术后应禁食,给予消化道减压,服用抑制胰液和胃液分泌的药物。

四、术后高血糖

术后高血糖是由手术切除胰腺瘤引起的。胰岛细胞的功能受到抑制,无法恢复,导致血液中胰岛素水平不足。通常在术后 1 ~ 2 天内达到峰值,最高可达16.5 mmol/L,持续时间通常不超过2周。如果患者血糖过高,则需要立即注射胰岛素。制作胰岛素时,先将葡萄糖按 1U:4g 的比例配制,再根据血糖进行调整。

五、胰腺囊肿

术后胰腺囊肿是由手术过程中胰管损伤引起的。胰管收缩功能下降,胰根闭合不严,使胰液渗入卵囊,形成胰腺假性囊肿。囊肿壁主要由胰腺、后腹膜、肝韧带、胃后壁、结肠韧带、横结肠及其中胚层组成。

治疗:小囊肿无须手术即可治疗。在手术的早期阶段,由于囊肿壁薄,可以进行外部引流。3个月后或外引流后仍不愈合的持续性囊肿,应考虑内引流。Roux—en—Y空肠囊肿手术常用吻合术。

第二节　胰腺被膜切开、坏死灶清除及胰周引流术并发症

胰腺被膜切开、坏死灶清除和胰周引流是重症急性胰腺炎的主要手术方法。重症急性胰腺炎是一种严重的临床疾病,死亡率高达10%。常见并发症发生率为42%～65%,主要包括术中术后出血、消化道出血、胃肠道瘘、胰瘘引流口长期不愈、多器官功能障碍综合征、胰性脑病等,另一个常见的并发症是腹部感染。

一、术中腹腔出血

手术期间腹腔出血的原因包括胰腺伤口出血和胰腺周围血管出血。由于胰腺本身容易出现充血、肿胀和炎症,粗暴的手术会导致撕裂和出血。

除了止血药物,输血、术后液体复苏也需要注意。可采用加压缝合止血,胰腺实质出血可用全缝线缝合,必须用未损坏的缝合针缝合破裂大血管。

注意事项:手术操作过程要平稳、有层次,以免损伤胰腺周围的血管。

二、术后腹腔出血

术后腹腔出血并不少见,但大出血很少见,发生率约为2.4%。

(一) 病因和临床表现

手术后腹腔出血的原因有以下几点。①胰酶对血管的侵蚀。急性坏死性胰腺炎由胰腺消化和外周血管侵蚀引起,外周血管包括脾静脉、肠系膜上静脉、下腔静脉等。②止血不彻底或结扎不全,术中缝线脱落。③创面颗粒性出血。

临床表现:患者可能会出现持续的高热、腹痛和腹部肿块。大量出血时,可能会出现头晕、疲劳、出汗、心率加快、脉搏减慢、血压降低和休克。

(二) 处理

若腹腔出血不多,可给予全身止血剂。如怀疑大血管破裂,应立即剖腹探查,并采取闭合出血点、结扎胰腺及末梢血管、修补破裂静脉等适当

措施。

注意事项：①术中注意不要止血和引流；②继续使用抑制胰腺分泌的药物,减少胰腺分泌；③患者会有持续高热,引流液为褐色混合液或引流量增加,淀粉酶升高,注意观察并及时处理；④避免过度切除腹部周围坏死组织,尽快防止坏死。

三、术后消化道出血与胃肠道瘘

消化道出血和胃肠瘘在手术后常同时发生,但在某些情况下,消化道出血并不明显,仅存在胃肠道瘘。

(一) 术后消化道出血

除应激性溃疡外,术后消化道出血主要侵蚀胰酶分泌的胃肠道,发病率为8%~17%。常见的穿孔部位包括结肠、小肠、十二指肠和胃后壁。消化道出血的临床症状是呕血、黑便和血容量不足。治疗通常需要手术以完全止血并修复穿孔。

注意事项：术后引流一定要保持畅通,胰腺炎发作一定要积极使用抑制胃胰分泌的药物控制。

(二) 术后胃肠道瘘

胰腺糜烂引起的胃肠道出血也可引起胃肠道瘘,如结肠瘘、小肠瘘、十二指肠瘘、胃瘘等。手术还会造成肠道损伤和肠道缺血,导致胃肠道瘘。另一个重要原因是腹部引流管长期受压,导致消化道受压,形成瘘管。有时,消化道出血并不明显,而是腹部感染和消化道渗漏的症状。胃肠道瘘的患者可能会出现腹部感染的症状,如寒战、高热、腹痛和腹膜刺激征。个别患者有长期腹腔脓肿。

治疗包括禁食、肠外营养、抗感染药、抑制胃液分泌药物以及瘘管周围皮肤保护,尤其是加强排水,优先选择双腔排水或延长排水。结肠瘘难以自行愈合,应进行结肠切除术。如果其他瘘管长时间不愈合,通常在瘘管出现后至少3个月需要手术治疗。根据具体情况,如果患者病情允许,可以进行手术切除造口、切开造口、修补瘘管。

注意事项：必须小心轻柔地进行手术操作,以避免无意中损坏胰腺周围的器官。手术时必须放置引流管,引流管必须灵活,避免长时间压迫胃壁。手术后,必须积极控制胰腺炎的发展。感染会减少胰液的分泌和吸收,禁食(包括空肠喂养)、胃肠减压、肠外营养和给予生长抑素对于控制胰腺炎特别重要。

四、胰瘘

胰瘘是重症急性胰腺炎外科手术的常见并发症,发生率为9%~20%。

(一) 原因

有两个主要原因:①胰腺渗出液,损伤胰实质可引起胰液渗漏,数小时内无法治疗;②胰管受损,渗漏量大。

(二) 临床特征

急性胰腺炎本身会排出胰液,手术后可通过引流管引流胰液或含胰液的液体,但引流量明显增加,滞留时间较长,应考虑胰瘘。晚期或引流不畅,可出现腹腔内或腹膜后感染、腹胀,甚至腹膜炎。经治疗,患者病情有所好转,但由于胰腺内不断形成坏死组织,瘘管长期不易愈合,一般半年到1年即可痊愈,老年人可持续数年。

(三) 处理

1. 抑制胰腺分泌

患者应禁食并根据需要给予肠外营养。西咪替丁、生长抑素等药物通过抑制胃液和胰液的分泌,有助于胰瘘愈合。有时也可以使用胰腺放射治疗。据报道,许多长期存在胰瘘的患者在临床上已经治愈。

2. 保持引流通畅

在胰瘘早期,通过三腔引流管进行局部连续灌洗和负压吸引。应经常清洗,以免日后堵塞。

3. 粘瘘

粘瘘可以用生物黏合剂封闭。

4. 手术治疗

只有一小部分(约10%)胰瘘患者需要手术治疗。一般认为胰瘘最好的手术时机是术后6个月至1年。手术方法包括导管瘘切除术、导管瘘吻合术和部分导管切除术(包括胰管)。 在高引流(200~500 mL)和血管造影的患者中,连接主胰管。

(四) 预防

应通过以下方式预防胰瘘。① 预防胰管损伤:在胰腺炎手术中,一定要注意不要因为刻意切除多余的坏死组织而损伤胰管。 如果在手术中发现胰管破裂,必须及时缝合伤口。 ②正确处理伤口:如果胰腺伤口缝合太紧,远端可能会出现缺血性坏死。 因此,止血完成后无需闭合伤口。 ③ 引流:手术后,在胰腺周围贴上3~4块橡皮。 手术后,引流管保持引流通畅。

五、假性胰腺囊肿

假性胰腺囊肿是胰腺炎常见的晚期并发症,但也可发生在手术过程中胰管受损后。囊肿壁主要由胰腺、胃韧带、胃后壁、升结肠韧带、横结肠中段组成。小囊肿可以通过非手术治疗解决,因为囊肿壁很薄,所以早期手术是可能的。如果囊肿超过3个月不愈合或外引流后长时间不愈合,则应考虑内引流。手术常采用Roux-en-Y吻合术。

六、引流口长期不愈合

治疗期间,用3%双氧水、庆大霉素盐水、甲硝唑等冲洗,引流管周围皮肤涂氧化锌软膏,防止胰液腐蚀皮肤。大部分患者在半年到1年内痊愈,老年患者可延迟数年。

七、多器官功能障碍综合征

多器官功能障碍综合征(MODS)多见于重症急性胰腺炎。 手术会增加对身体的创伤,进而增加发病率。 重症胰腺炎和多器官功能障碍综合征的主要原因是大量胰液分泌和吸收、中毒性休克、严重感染、手术创伤等。经分析,MODS与严重胰腺坏死、早期休克和胰腺脓毒症密切相关。

多器官功能障碍综合征主要包括急性呼吸窘迫综合征(24%~100%)、心血管功能障碍(24%~50%)、脑功能障碍(5%~27%)和肾功能障碍(9%~54%)、胃肠道功能障碍(19%)、肝功能障碍(8.7%~11%)和DIC(7%)。

八、术后胰性脑病

术后胰性脑病是一种严重的并发症,发生率为10%～20%,经常在手术后出现或恶化。然而,这种疾病与手术关系不大。严格来说,是重症胰腺炎的并发症,不是手术并发症。该病的病因尚不清楚。大量胰酶可被人体血液吸收,特别是磷脂酶A系统轻微激活,直接作用于脑细胞的磷脂层,引起脑组织水肿、出血、局灶性坏死和神经变性。髓鞘改变,可引起胰性脑病,临床症状各不相同,主要是精神和神经症状。可能有短暂的兴奋、凝视、幻听、烦躁、谵妄、抽搐、意识模糊、嗜睡和昏迷,个别患者可能有眼球震颤或脑膜刺激征,部分患者有明显的精神症状。CT扫描可能显示脑组织局灶性坏死。一旦发生,往往并发多器官功能衰竭,病情严重,死亡率高。

治疗如下:①保持引流通畅;②使用抑制胰酶分泌的药物,如生长抑素、抑肽酶等;③纠正水、电解质紊乱和脏器功能障碍;④补充胰岛素,减轻糖尿病患者的紧张情绪,改善脑细胞代谢;⑤根据具体精神症状进行治疗。

预防措施:积极治疗胰腺炎,使用特异性抑制胰酶分泌的药物,避免大量胰酶的渗出和吸收,必要时立即进行血液透析治疗。

第三节　胰体尾切除术并发症

在胰体尾切除的情况下,可能出现腹腔出血、胰瘘、术后高血糖等并发症。

一、腹腔出血

手术期间或手术后的腹腔出血是剖腹手术的常见并发症。除了脾切除术,胰腺在切除和解剖过程中也会出血。手术过程中,局部加压立即止血,或电凝止血。血管,尤其是脾动脉和脾静脉,必须结扎或缝合。应先结扎脾动脉、脾静脉,然后进行适当的治疗,同时输血和应用止血剂。如果腹腔内出血血量少,可以不予以手术治疗。如果保守治疗效果不好或大量出血,应考虑手术止血。

二、胰瘘

胰腺切除术需要切断胰腺,手术后可能会出现胰瘘。原因一方面可能是胰管损伤和胰管结扎失败;另一方面可能是胰腺残端褥式或"U"形缝合后胰腺残端坏死。

(一) 临床表现

胰腺手术后的胰腺引流,手术后可通过引流管引流胰液或含胰液的液体,但引流量明显增加,滞留时间较长,应考虑胰瘘的可能性。引流不畅,可出现腹腔内或腹膜后感染、腹胀,甚至腹膜炎。经治疗,患者病情有所好转,但由于胰腺内不断形成坏死组织,瘘管长期不愈合。一般半年到1年可以痊愈,老年患者会有延迟。

(二) 治疗

第一,抑制胰液的分泌。患者应禁食,必要时使用胃肠外营养。H_2受体阻滞剂奥美拉唑的使用可以抑制胃液和胰液分泌,帮助治愈胰瘘。

第二,保持引流通畅。在胰瘘的早期阶段,通过三腔引流管进行局部连续冲洗和负压吸引,之后,经常清洁引流管,以免堵塞。

第三,粘瘘。详细可参见胰腺十二指肠切除并发症的描述。

第四,手术治疗。只有一小部分(约10%)的胰瘘患者需要手术治疗。一般认为胰瘘应每2个月做一次,最好每6个月至一年或更长时间。手术方法包括导管切除术、空肠造口术和部分导管切除术(包括胰管),其中较为常用的是胰瘘瘘管空肠吻合术,适用于胰瘘长期不愈、引流量大(200 ～ 500 mL)且造影显示与胰管相通者。

(三) 预防

应通过以下方式预防胰瘘:①预防主胰管损伤,术中要防止大胰管损伤,如果在手术中发现胰管破裂,必须及时缝合;②伤口要处理好,如果胰腺缝合过紧,可能会出现远端缺血性坏死,出血完全打开后,伤口不需要闭合;③放置引流,手术结束时应放置橡皮管引流,术后保持引流通畅。

三、术后高血糖

切除胰体和胰尾后,患者会丢失大量胰岛组织,术后可能出现高血糖,表现为体重减轻、血糖和尿糖升高的情况。在严重的情况下,可能会出现糖尿病的典型症状,一段时间后,可以逐渐代偿剩余的胰岛组织,如果患者不能得到代偿,则需要与糖尿病患者接受同样治疗。

第四节　胰十二指肠切除术并发症

一、胰头十二指肠切除术的并发症

胰腺切除术为临床常见的手术,适应证为胰头癌、胆管癌、下胆管癌、十二指肠乳头状癌。切除范围通常包括胰头、十二指肠、胆总管、远端胃和上空肠。

由于切除面积大、吻合口多、手术时间长,胰腺切除术造成了许多并发症。除部分胃切除术和胆囊切除术并发症外,主要并发症为慢性胰腺炎误切除、术中血管损伤及大出血、横结肠坏死、术后腹腔出血、术后胃肠道出血、腹腔感染、应激性溃疡、胰瘘、胆肠吻合口瘘、胃肠吻合口瘘、术后胃排空障碍、术后胆管梗阻、残留胆囊炎及胆囊缺血、门静脉及肠系膜上静脉栓塞形成、术后糖尿病、消化功能障碍等。最严重的是胰瘘和出血。

(一) 慢性胰腺炎误切除

局限于胰头的慢性胰腺炎也是胰头切除术的指征,但属于少数。当慢性胰腺炎被误认为是胰腺癌并被切除时,并发症可能非常严重并危及生命。

为避免误切除,术前应进行彻底的确认和分析,使诊断尽可能明确。一般认为,晚期黄疸的大多数恶化是恶性肿瘤。胰头慢性局灶性胰腺炎的影像学检查可能会发现病变,应通过超声引导穿刺进行诊断。部分学者认为血清胆红素降低和碱性磷酸酶升高是胰腺炎的慢性标志物。此外,手术过程中必须进行彻底检查,需进行胰腺细针穿刺细胞学检查以进一步明确诊断。一般来说,不建议切除胰腺组织。文献报道,6%~10%的并发症来自活检,因为存在胰瘘、胰腺假性囊肿、胰腺炎和其他胰腺夹层并发症的风险。

需要强调的是,是细针穿刺而不是粗针穿刺,因为粗针很容易卡在胰瘘中。使用15.24～16.51cm的针头,用10～20 mL注射器直接插入肿瘤,并在负压下抽吸肿瘤细胞以进行涂片检查。细针进入肿瘤后,如果有阻力或韧性,就开始拖拽。在拔针过程中,针头迅速远离肿瘤,然后拔出,多次更改拖动方向,检查注射器和针头连接处是否有少量液体。移液器进入载玻片,污渍应该是均匀的,染色后立即用95%乙醇固定,最后用HE染色进行细胞学检查,胰腺显微细胞学准确率大于95%。

(二) 术中血管损伤与大出血

1. 病因

胰头十二指肠切除术手术范围广,游离区域广,手术部位血管丰富,常有肿瘤周围浸润和粘连。血管在手术过程中很容易受到损伤,从而导致出血,具体表现为以下4点。

第一,不寻常的解剖结构、解剖变异。不熟悉和无法识别解剖结构很容易损伤血管。有许多解剖学变化,例如,扭转进入肠系膜上静脉侧壁的小静脉通过突变融合到肠系膜上静脉前壁,当肠系膜上静脉扩张时,这些小静脉很容易出血。

第二,病灶浸润。伴有慢性胰腺炎和血管粘连,癌变病位浸润血管壁,强行剥离容易引起出血。肿瘤浸润的血管组织减弱,导致结扎线自行脱落而致出血。

第三,手术水平不高,操作粗糙。手术过程中,不熟悉解剖结构,操作粗糙,拉力过大,容易损伤或撕裂血管。常见的血管损伤部位包括门静脉、肠系膜上静脉、脾静脉、大肠中静脉、胃十二指肠动脉和十二指肠动脉、大肠中动脉和肠系膜上动脉。

第四,线结脱落。手术结扎胃十二指肠动脉或其他大血管,线结因过度牵拉而滑落。

2. 治疗

如果出血严重,立即用手指触摸出血部位或用耳廓夹夹住血管止血,必要时用纸巾止血。不要使用带有止血装置的镊子固定血管壁。如果门静脉或肠系膜上静脉受伤,将左手的示指和中指伸向胰腺后部,抬起堵塞的血管,用拇指按压出血部位。同时,快速输血可以补充血容量。待血压恢复正常后,充分暴露出血血管,缝合出血静脉支,将出血的大血管上、下移动,手指按入,如果静脉缺损较大且缺损大于0.5 cm,可考虑静脉补片修复,切除门静脉或肠系膜上静脉,病灶长度不超过5 cm,可用于终末吻合。若血管病变过长或肿瘤浸润,可先切除一段肠系膜上静脉,再切除一段自体血管(如髂内静脉)。如有必要,在肠系膜上静脉和下腔静脉之间建立终末吻合。此外,应注意肠系膜上动脉伤口撕裂伤、吻合口的处理,防止肠系膜血栓形成。

如果门静脉和肠系膜上静脉受损,修复或吻合时间过长,无法在30分钟内完成,应考虑在肠系膜上静脉和肠系膜静脉之间架桥。由于部分实验动物出现肠梗阻超过45分钟,即使恢复静脉穿刺,也会出现广泛的黏膜坏死。

3. 预防措施

第一,手术前首先要了解肿瘤与门静脉的关系。如果可能,应进行选择性腹部血管造影或经皮门静脉血管造影以确定门静脉受累的存在和程度,并避免盲目切除,这也是防止门静脉右后壁损伤的重要措施。

第二,外科医生必须熟悉十二指肠周围的局部解剖结构,解剖重建通常要谨慎。有两条小静脉可以切除,一条大静脉可以从结肠的肝屈肌和右上壁静脉切下或重新连接。肠系膜上静脉和门静脉前部一般无副血管,但也有异常小的副血管。可停止内侧梗阻分离,沿肠系膜上静脉前表面缝合胰上、下血管,做胰腺切口,外侧缝合,否则,必须先切除胆总管。在前门静脉和胆总管之间向下分离。有人主张将胰上门静脉(包括相应的肝动脉)与胰下门静脉分开、插管,并在胰门静脉出血时停止。在胰腺切除术中,有几条短小静脉(通常为3~4条)进入胰头、门静脉和肠系膜上静脉,最好用细丝结扎血管远端和近端,然后从中间切开,穿过胰腺实质。术者可以将手指放在胰腺后面的空间中,并始终触摸肠系膜上动脉的脉搏以指导操作。部分患者的右肝动脉起源于肠系膜上动脉,在门静脉后方成直角进入门静脉,位于胰管内。

第三,手术操作要流畅,不要粗糙。如果肿瘤已经浸润门静脉,不要强行切除门静脉,可通过将门静脉的一部分与门静脉的上、下部分隔离并去除部分静脉壁来固定。

第四,小心处理血管,防止线结脱落。较大的血管必须结扎,然后缝合或双重结扎。大血管的分支应在切断前穿线和结扎以防止出血。

(三) 横结肠坏死

一些胰腺癌患者常有肿瘤累及结直肠中动脉或结直肠中静脉。手术过程中对这些血管的损伤可导致横结肠节段性坏死。术中横结肠缺血,边缘动脉搏动消失,需切除坏死小肠。作为预防措施,术前准备肠道和术中分离胰腺时,应保护中央主动脉和结肠中央静脉。

(四) 术后腹腔出血

胰十二指肠切除术后腹腔出血的发生率约为 10%。

第一,术后早期腹腔出血。常见原因:①凝血功能障碍,多数患者并发梗阻性黄疸和肝功能障碍,凝血因子合成不足,很容易造成伤口大量出血;②结扎不充分,引起频繁出血。

第二,术后晚期腹腔出血。手术后第一周的出血主要是由于胃肠道渗漏,尤其是血管糜烂引起的胰瘘。泄漏的消化液会腐蚀血管并导致出血,大多数糜烂血管位于胃十二指肠动脉、脾动脉的根部、肝动脉和肠系膜上动脉等。

1. 治疗

(1)手术后早期腹腔出血。

补充血容量,输血,并且必须使用止血剂,也可以通过引流管腹膜内注射去甲肾上腺素和凝血酶。如果排除明显出血或凝血功能障碍,可以考虑手术。从结扎处分离的血管应缝合或双线结扎,并缝合出血部位。也可进行介入治疗,经皮动脉导管插入术确诊后进行出血性动脉栓塞。

(2)手术后晚期腹腔出血。

大多数大血管出血需要立即手术,以结扎和缝合出血动脉,去除坏死组织,并正确处理胃肠瘘。

2. 注意事项

主要注意事项:①术前保肝治疗和给予维生素 K_1 以纠正凝血功能障

碍;②手术中必须小心处理被切断的血管,通常缝合较大的血管以止血,需要双重结扎固定,例如,在切断胃十二指肠动脉时,必须获得足够的长度,进行结扎和缝合;③有效的吻合和腹腔引流,防止感染和各种瘘。

(五) 术后胃肠道出血

手术后胃肠道出血的主要原因:①应激性溃疡,术前梗阻性黄疸降低胃黏膜保护功能,胰十二指肠切除术具有创伤性;②胃肠吻合口出血,吻合时胃黏膜下血管未结扎,吻合针过粗,或缝线过密,引起吻合口坏死、出血;③胰腺出血,术中胰腺出血,胰液、胆汁或肠液渗漏,或缝合后胰液、胆汁或肠液长期沉积,引起出血。

1. 治疗

第一,胃肠道连接引起的张力性溃疡和出血。应立即补充血容量,使用止血药、胃液分泌抑制剂,胃内注射生理盐水、去甲肾上腺素和凝血酶。如果急救无效,可通过胃镜查明出血原因及部位,将孟氏液(碱氏硫酸铁溶液)或激光烧灼喷入镜内止血。保守治疗效果不佳或大量出血的患者,以及怀疑吻合口出血的患者应接受手术治疗。

第二,胰腺底部出血。一般应进行手术治疗,并行胰腺切除术以止血。手术方法是在吻合部位切开1.5 cm长的肠壁,用纱布条轻轻填满肠道远端;缩回肠壁,露出肠腔,轻轻推动剩余的胰腺,定位出血点,缝合止血,将引流管置于肠套叠内,然后闭合肠壁切口。

2. 注意事项

术前应处理严重黄疸,如胆管引流、胆囊切除术、经皮胰腺引流术(PTCD)等。H_2受体阻滞剂在手术前后给予7~10天。手术时要严格止血,如胃绕道前缝合黏膜下血管止血、紧胃开口、胰蒂止血、缓冲缝线等。

(六) 应激性溃疡

应激性溃疡是急性浅表黏膜糜烂或溃疡,主要临床症状是消化道出血,可发生在小肠,也可发生在膀胱,但后者比较少见,仅在压力下发生。它有很多名称,包括应激性胃炎、胃糜烂、急性糜烂性胃炎、急性出血性胃炎和急性应激性出血。

1. 病因和发病机制

应激性溃疡的发病机制尚不完全清楚，以下为常见观点。①缺血，应激性胃黏膜缺血、缺氧及细胞能量代谢紊乱。②缺血破坏胃黏膜屏障，H^+逆向扩散释放组胺，引起血管扩张、出血、溃疡。③H^+逆向扩散还可刺激胃蛋白酶分泌增加，导致黏膜坏死、糜烂和出血，由于胃底和胃黏膜代谢率高，对缺血、缺氧非常敏感。酸侵蚀破坏黏膜屏障，最终在该区域出现应激性溃疡。④如果胃黏膜缺血或缺氧，前列腺素的合成急剧减少，刺激原有碳酸氢根分泌的能力下降，导致应激性溃疡。

2. 临床表现

应激性溃疡在应激后5～10天更为常见，最常见的临床症状是胃肠道出血。胃酸作用后分泌的胃液呈深褐色或褐色。如果血流量大，则血容量不足，导致面色苍白、贫血、低血压甚至失血性休克。胃镜检查显示胃黏膜广泛糜烂和一些小的浅表溃疡。这些变化不同于消化性溃疡和急性胃炎，胃镜检查是确定出血原因的首选方法，可用于治疗和识别其他原因引起的上消化道出血。

3. 预防

应激性溃疡的预防比治疗更重要，必须从全身和局部两方面进行预防。

全身性措施。具体包括消除压力源，纠正血液和氧气供应不足，维持体液、电解质和酸碱平衡以及提供早期营养支持的措施。营养支持主要是以25～100 mL/h 的增量应用配方奶粉，以在24～48 小时提供早期肠内营养。还包括预防性使用抗酸剂和胃肠黏膜保护剂、谨慎使用抗生素和控制感染。

局部性措施。经胃十二指肠输注硫糖铝至胃十二指肠黏膜，包括胃肠减压，包括 H_2 受体阻滞剂和离子泵抑制剂。

4. 治疗

首先是治疗原发病，然后是改善肝功能，保护胃黏膜，减少胃酸分泌，控制感染。

第一，全身性措施。快速补液、输血，恢复和维持足够的血容量，纠正休克、低蛋白血症,纠正水、电解质失衡和酸碱失衡。

第二,控制感染。

第三,避免服用刺激胃的药物,如阿司匹林、激素和维生素C。

第四,静脉使用止血剂。如巴曲亭、氨甲苯酸、维生素K_1、垂体后叶素等,另外还可以使用奥美拉唑、法莫替丁等其他抑制胃酸分泌的药物和胃肠黏膜保护剂,通过静脉给药。

第五,局部治疗。插入胃管引流和冲洗,或将抗酸剂如奥美拉唑和局部止血剂如凝血酶注入管内。可以用冰盐水或苏打水洗胃,直到胃液清澈为止。

第六,内窥镜的应用。可以在胃镜下使用电凝、激光凝固、外用药物等方法来止血。

第七,介入治疗。选择性血管造影、栓塞、注射加压素和其他血管收缩剂等。

第八,生长抑素。静脉注射生长抑素有一定效果。生长抑素的作用是广泛抑制胃肠道的分泌功能,特别是胃酸和胰腺的分泌。

第九,手术治疗。只有在各种非手术治疗,尤其是内镜治疗无效时,才考虑手术治疗。需要特别注意,因为手术结果很差,迄今为止,还没有理想的手术方法。理想的手术应该是创伤小,再出血、并发症少,死亡率低的手术。目前选用的手术:①迷走神经切断术加幽门成形术为首选术式;②迷走神经干切断加引流术;③迷走神经干切断加半胃或胃窦切除术;④胃左、右动脉,胃网膜左、右动脉结扎,胃去血管化手术,止血效果虽好,但死亡率较高;⑤直视下缝扎出血病灶加行胃迷走神经干切断和胃引流术;⑥全胃切除,此类患者术后死亡率高。

(七) 腹腔感染

腹腔感染是胰腺切除术最常见的并发症之一,发生率约为15.3%。一般认为胰瘘和胆瘘是腹腔感染的主要原因;另外,因为切口大、分泌物多,受损的淋巴管没有得到适当的收紧。在某些情况下,剩余的胰腺仍会分泌胰液,或者在手术过程中,进入腹腔的胆汁、胰液和消化液没有完全排出,是引起腹腔感染的重要原因。

(八) 胰瘘

胰瘘是胰十二指肠切除术最常见和严重的并发症之一。一般指胰腺空肠造口瘘，发生率为 5%~25%。胰腺萎缩的死亡率非常高（20%~50%）。由于胰瘘的致病性，已受到临床重视。

1. 病因

第一，胰腺本身组织结构是一个因素。胰腺组织柔软易碎，缝线不硬容易撕裂。胰腺硬组织纤维化、容易吻合、胰腺外分泌功能不足，有利于愈合。

第二，胰管损伤和胰管梗阻。在吻合过程中，缝合针刺穿胰管，导致手术吻合后胰腺受到侵蚀。术中若缝合或与空肠黏膜吻合，空肠黏膜吻合后空肠黏膜壁增厚、水肿，很容易阻塞胰管。

第三，胰管细但未扩张，术中未发现胰管。因此，没有进行导管切除和胰管引流。

第四，缝合吻合口。即使胰液泄漏，缝合不充分，例如，缝线滑动，也不会收紧；或者，缝合过紧、缺血或吻合处张力过大，往往会形成胰瘘。

第五，胆道吻合口瘘。胆肠吻合后，瘘管排出的胆汁容易激活胰腺，侵蚀胰管吻合口，引起胰瘘。

第六，胰肠吻合口空肠袢的梗阻。例如，胰肠扭曲吻合，使胰液排出受阻，吻合口张力增大，容易被胰液侵蚀。

2. 治疗

第一，抑制胰腺分泌。患者应禁食，必要时使用胃肠外营养。H_2 受体阻滞剂（如西咪替丁和法莫替丁）、质子泵抑制剂（奥美拉唑）和生长抑素（如奥曲肽、生长抑素）等药物用于抑制胰液分泌，帮助治疗胰瘘。奥曲肽通常每 8 小时皮下注射 0.1 mg。生长抑素的首剂剂量为 0.25 mg 静脉注射，然后是 0.25 mg/ h。此外，静脉滴注 5—Fu 可抑制胰酶合成，有时也使用胰腺放射治疗。在临床实践中，许多长期存在胰瘘的患者得到了治疗。

第二，保持引流畅通。用庆大霉素盐水、甲硝唑溶液、双氧水等冲洗，确保引流通畅，不堵塞。最好插入导尿管或输液管，慢慢注射，可以稀释渗出液的浓度以获得更好的效果。

第三,粘瘘。瘘管可以用生物黏合剂或氯丁二烯乳液和醋酸密封。后者通过将细管插入瘘管并注入 3 ~ 6 mL 高纯度氯丁二烯乳液,然后注入 0.5 ~ 1.5 mL12.5% 乙酸进行清洗。

第四,手术治疗。只有一小部分(约10%)的胰瘘患者需要手术治疗。主要手术方法有:①胰瘘切除术,当瘘管较小时,胰液溢出不明显,方法是将胰瘘游离于靠近胰腺处切除瘘管,瘘管残端结扎或缝扎,大网膜覆盖;②胰瘘空肠吻合术,瘘管大、胰腺引流量大(> 200 mL/d)患者瘘管切除术后瘘管与空肠 Roux-en-Y 吻合;③胰腺部分切除术,用于胰腺尾部的胰管。切除范围包括胰管。

3. 预防措施

(1)胰腺残端的吻合方式。

吻合方式与胰瘘的发生、发展密切相关。吻合的方法有多种,但最常用的是套入式胰肠吻合术、捆绑式胰空肠吻合术和胰胃吻合术。

第一,巢式胰腺切除术,即胰腺切除术。有两种类型:端到端连接和侧端连接。从头到尾吻合最常用,手术后胰瘘的发生率约为11.7%。这种手术可以切除部分胰腺,让胰管内的胰液进入空肠,避免胰瘘,然后将胰腺插入空肠,胰囊插入空肠浆膜近端,插入长度通常为 2 cm。如果插入胰腺有困难,则缝合胰腺和空肠的远端。如果插入仍然困难,则应停止操作并选择另一种连接方法。有些医师首先用空肠后唇覆盖胰腺,以帮助胰腺愈合,这种方法常与胰管内、外引流联合应用,以减少胰瘘的出现。

第二,空肠浆肌袖套入吻合术。方法是切除十二指肠后,用 0.5% 利多卡因溶液封闭近端空肠,倒置空肠黏膜,仔细切除全周肠黏膜 1.5 cm,结扎出血点,制成浆肌袖,然后游离胰腺断端 2 cm,套入吻合。有一组报道 19 例应用该方法吻合,均没有发生胰瘘。

第三,捆绑式胰空肠吻合术。该术式是一种改良的套入式胰肠吻合术,胰瘘发生率低,有一组 33 例的报道均没有发生胰瘘。方法是胰腺断端游离 3 cm,空肠断端向外反折 3 cm 并将其黏膜面用电灼或石碳酸加以破坏,胰腺断端与空肠断端的黏膜层(未破坏的黏膜断面)连续缝合,然后将反折的空肠浆肌层反转过来套在胰腺断端上,最后在邻近空肠断端的两支终动脉之间穿过一根粗丝线,环绕空肠结扎,松紧以能被中号血管钳勉强挑起为宜。

第四,荷包式胰肠吻合术。也是属于套入式胰肠吻合术,有一组7例报道均没有发生胰瘘。胰腺断端游离2~3 cm,距空肠断端1.5 cm处行荷包缝合,套在胰腺断端上,然后收紧荷包,再用大网膜加固。

第五,胰管空肠黏膜吻合术。这种手术特别适合胰管扩张的患者,临床上常用。手术后胰瘘的发生率为11.5%。方法:胰腺切除术,首先切开空肠的肌肉层,将靠近胰腺的两段长度稍微分开,暴露黏膜下层,然后在胰腺中心做一个小切口(0.5 mm)。该管用于吻合,通常用5-0或6-0可吸收缝线间断缝合,最后在空肠切口部位用浆膜肌层间断缝合胰腺边缘。吻合前常将一根较短的支撑管插入胰管,支撑管的另一端通向空肠。有些医师在进行胰腺空肠黏膜吻合术时使用显微外科技术来创建更稳定的吻合口。一般情况下,用8-0尼龙线在4倍放大镜下用针缝合。一般缝8针,针长和边距均为0.2 cm。如果胰管扩张,应增加针数。缝合过程中需要准确对齐,以防止吻合时出现扭转下垂和张力,确保吻合顺畅。支架管应留在吻合处。

第六,胰胃吻合术。这是一项古老的技术,最近受到了新的关注。胃吻合术包括插管吻合术、胰黏膜吻合术等方法。临床上广泛采用的气管插管,将胰腺游离约3 cm,在距胰腺边缘2~3 cm处间断缝合前胰囊和后浆液肌。切开后壁,将胰残端前壁与胃完全缝合,同理胰残端后壁与胃后壁缝合,再缝合后胰后壁和胃的浆肌层。该方法的优点是操作简单,无张力,与导管切除术相比血供丰富,胰腺不受胆汁激活,方便胃肠镜操作。

(2)胰胆支架引流。

胰管支架置入和肝总管引流是预防胰瘘的重要方法。通常将一根细硅胶管或细塑料管插入胰管,在前端钻一个侧孔,通过空肠短暂穿过肠壁,将T形管插入跨越胆肠吻合的短壁管中。此外,有报道称,在胰十二指肠切除术和Child胃肠重建术中,通过扩张胆管,将其引流出胰腺,并在鼻腔内插入空肠营养管,可以减少胰瘘的发生。

(3)生物黏合剂的应用。

纤维蛋白黏合剂和其他生物黏合剂用于通过涂敷胰肠吻合口或胰腺断面来预防胰瘘。

(4)胰管结扎与栓塞。

为了避免胰瘘,有些医师使用胰管结扎。这种手术虽然看似合理,但实际上,胰瘘发生率高,感染率高,解剖生理重建困难,因胰腺外分泌功能不可避免的丧失而基本被忽视。胰管栓塞术是使用生物黏合剂将胰管注射到外分泌缺损处,仅用于因胰管薄弱而不能吻合的患者。

(5)胃肠外营养。

胰十二指肠切除术不利于吻合口愈合,因为它不能长期摄取和补充营养,造成负氮平衡。因此,对于预防胰腺炎手术的并发症,术后胃肠外营养(TPN)的应用非常重要。

(6)其他。

还有一些其他预防措施。①胰腺离断部位:胰腺离断部位应稍微向左偏移,通常在门静脉、肠系膜上静脉轴线左侧1.5 cm处,使胰管的位置不至于太贴近后方,以便减少缝合时胰管误伤,有人研究胰颈部的胰管越向左其后距就越大。②适当延长引流时间:一般放置5~7天,延长术后引流时间可减少腹腔渗出液的吻合,有利于愈合。③生长抑素的应用:多数人主张应用奥曲肽(善宁),可以预防胰瘘,即便有胰瘘也容易控制。④5-Fu的应用:一般情况下,500 mg/d静脉给药,可抑制胰酶合成,但有中性粒细胞减少的风险。⑤放射治疗:胰腺放射治疗可以通过抑制胰腺的外分泌功能来预防胰瘘的发生。

(九) 胆肠吻合口瘘

发生胆肠吻合口瘘的原因包括:①胆总管游离过长,引起管壁缺血,从而影响吻合口愈合;②如果用肠线缝合吻合口,缝合后容易被肠液消化而失去功能;③吻合技术因素,如缝线间隙过大、缺线、缝线过紧等都影响愈合;④吻合口内未放置支撑引流管;⑤与胆管吻合的空肠段内压力过高,如空肠段受压、扭曲等。

胆肠吻合口瘘处理如下。

胆肠吻合术后,必须保持引流顺畅,并给予抗生素和胃肠外营养,以加速瘘管愈合。如果引流不畅或引流已被移除,则通过胶质手术在胆管内、外插入引流管;如果胰腺萎缩是复杂的,必须同时治疗胰瘘。

主要作用:①吻合的胆管不宜过长,长度应限制在1 cm以内,以保证血供;②一层吻合不理想,行外层缝合加固或双层吻合,但胆管直径过小除外;③胆管内常规放置T形管,胆肠吻合处支撑多孔长臂,保证吻合顺畅,降低胆管和肠道压力,也可以预防吻合口狭窄;④ 在吻合口附近放置一根橡胶引流管,最好是双腔引流管。

(十) 胃肠吻合口瘘

胃肠吻合口瘘的发生率很低,主要是由于缝线间距过大,缝合技术不当如针或缝线太紧、吻合口缺血所致。胃瘘表现为上腹痛、腹胀和发热。腹部检查显示腹膜刺激征,肠鸣音消失。腹部穿刺可以抽出胃肠道中的消化液或脓液。口服美蓝或造影剂可以明确诊断,并了解瘘管的大小、位置和残腔。行Roux-en-Y吻合。

预防措施:术中应了解胃残端血运情况,注意要精细吻合并避免针距过大、漏针或缝合过密,防止吻合口血肿,吻合口下方的输入、输出肠袢附加布朗(Braun)吻合,术后胃肠减压,并给予营养支持。

(十一) 乳糜瘘

乳糜瘘很少见,主要是由于手术过程中乳糜池周围较粗大的淋巴管受损所致。手术后引流出大量的乳糜液。一般应用胃肠外营养后瘘口可逐渐闭合,必要时手术修补瘘口。

预防措施:离断组织一定要结扎,尤其是发现有清白色液体流出时,必须进行仔细结扎或缝扎,直到没有清白色液体流出为止。

(十二) 术后胃排空障碍

胰十二指肠切除术后胃排空障碍的发生率为27.1% ~ 50%。此前,有人认为保留幽门的胰十二指肠切除术的发生率高于普通胰十二指肠切除术,但两者并无显著差异。

原因如下:①胃腔和幽门肌肉缺血;② 吻合口漏、脓肿等腹部并发症引起胃节律紊乱;③循环血液中胃动素不足。

注意事项：除了长时间的胃肠减压外，还可以使用术中预防或空肠造口术。曾经有医师在预防性胃造口术中使用双腔管为老年患者引流，效果令人满意。为了防止所有患者都形成造口，有些医师会用胃镜做术前检查，对电子照相异常的患者做造口。

(十三) 残留胆囊炎及胆囊缺血

如果在胰十二指肠切除术中保留了胆囊，手术后可能会出现残余胆囊炎或胆囊缺血。由于胆管远端没有括约肌，胆囊处于弱收缩状态，胆囊管相对狭窄，导致胆汁在胆囊内积聚，增加胆囊内压力，引起囊壁缺血。一旦感染，病变迅速发展，引起坏死和穿孔。此外，在某些情况下，胆囊动脉可能起源于胃十二指肠动脉及其分支。胰十二指肠切除术需要结扎和切断胃十二指肠动脉，会导致胆囊缺血性坏死。临床症状为发热、右上腹痛、局灶性腹膜炎和白细胞增多。如果发现残留的胆囊炎或胆囊缺血，必须立即手术切除胆囊。

预防措施：在胰腺十二指肠切除术期间应定期切除胆囊，以避免手术后出现这些并发症。

(十四) 门静脉和肠系膜上静脉栓塞

门静脉和肠系膜上静脉血栓形成主要是由于门静脉和肠系膜上静脉损伤（包括过度牵拉和压迫、静脉撕裂伤等）或复杂的门静脉切除术所致。

门静脉和肠系膜：静脉血栓形成，广泛的肠水肿和术中渗出物增多，术后腹腔引流明显增多，常有血象异常，发热，腹膜炎和门静脉、肠系膜上静脉的B超征象。

如果发现静脉栓塞，必须尽快手术切除坏死的小肠，并全身应用溶栓剂。作为溶解门静脉血栓的干预措施，最好通过肠系膜上动脉注射溶栓剂。

预防措施：避免过度牵引和压迫门静脉。治疗静脉出血时，阻塞血管的时间不宜过长。最好使用自体血管进行移植。复杂门静脉切除术后，必须给予抗凝剂。

(十五) 术后糖尿病

虽然维持30%的正常胰腺就可以维持内分泌功能，但在胰腺有慢性疾病（如慢性胰腺炎）的基础上，也可以进行胰腺切除术（切除30%~40%的胰腺)。当胰岛素分泌不足时,就会发生糖尿病。患者可能有体重减轻、血糖和尿糖升高。病情严重时,糖尿病的典型症状更为明显:烦渴、多尿、口渴加重、夜尿增多、体重减轻、血糖升高、尿糖升高。胰岛素分泌不足会降低葡萄糖的利用率并迫使身体使用脂肪,如果大量脂肪在分解时没有完全氧化,就会形成大量酮体,引起酮症酸中毒。

治疗需要将饮食控制和降血糖药物相结合。但由于胰岛细胞绝对数量减少,口服降糖药往往无效,应使用胰岛素作为替代治疗。如果病情严重,在情况允许的情况下可以考虑进行胰腺移植。

预防措施:术中尽量保留正常胰腺组织。

(十六)消化功能障碍

一般认为,维持正常胰腺的10%就可以维持外分泌功能。然而,患者患有慢性胰腺炎。手术切除大量胰腺组织,切除分泌促胰液素的十二指肠,导致胰腺外分泌功能不全和消化功能障碍。手术后胰管闭塞也会导致消化问题。

胰液中含有胰淀粉酶、胰脂肪酶、胰蛋白酶、糜蛋白酶等酶,对淀粉、蛋白质、脂肪、脂溶性维生素的消化吸收起重要作用。胰液分泌不足会导致消化和吸收不良。临床症状为腹胀、腹泻和餐后体重减轻。胰腺外分泌功能检查,如促胰液素试验、胰酶测定、促胰液素一分泌素复合物试验等有助于诊断。

治疗需要补充胰酶制剂和限制脂肪饮食。这是因为胰酶很容易被胃酸和胃蛋白酶灭活,可以通过外包抗酸糖衣、使用胰酶制剂、服用碱性药物或提供 H_2 受体阻滞剂和质子泵抑制剂来抑制胃酸和胃蛋白酶的作用。

二、全胰十二指肠切除术并发症

全胰十二指肠切除术后,可能会发生胰头十二指肠切除术和脾切除术的并发症。切除整个胰腺会导致胰腺的内、外分泌功能丧失,从而导致胰岛素和胰酶缺乏。因此,需要终身补充高剂量的胰岛素和使用胰酶制剂。

第五节　胰头部神经丛切断术并发症

慢性胰腺炎常引起难以忍受的疼痛,需行胰头部神经丛切断术。胰头部神经丛切断术的并发症有下腔静脉和肾静脉损伤、肠系膜上静脉损伤和十二指肠损伤。

一、下腔静脉和肾静脉损伤

胰头部神经位于胰头后方、下腔静脉后方、左肾静脉上方。当神经纤维束松弛时,下腔静脉和肾静脉容易撕裂,引起出血。

处理方法:立即用手指按压出血部位,用5—0可吸收缝线缝合。解开神经纤维束时,内部往往有1~2条小血管,必须小心结扎切断。

二、肠系膜上静脉损伤

切断胰腺内脏神经纤维束也可从前方入路,即经过肠系膜上静脉的右侧,胰腺钩突的背面切断,容易伤及肠系膜上静脉而造成损伤。肠系膜上静脉破裂应缝合修补。

三、十二指肠损伤

游离十二指肠和胰腺或将十二指肠和胰腺向左拉,粗暴的动作会损坏十二指肠。为防止术后十二指肠瘘,伤后应及时缝合。手术过程中必须仔细操作,手术结束前必须检查十二指肠屏障的完整性,以免遗漏。

为防止上述并发症的发生,有时只进行食管和主动脉之间的内切,而不做胰腺切除术。具体方法是在右肋下做斜切口或直切口,打开胃小弯上方的肝韧带,向左拉食管,暴露横膈膜腹主动脉,找到位于动脉左边缘的内脏神经。神经为银灰色,直径为2~4 mm,使用小直角钳选择和切割。一般切除0.5~1.0 cm,寻找小分支防止遗漏,术中注意神经组织的病理确认。

第六节 胰腺假性囊肿内引流术并发症

切除术是治疗胰腺假性囊肿较彻底的方法。虽然文献报道复发率仅为3%,但腹腔内粘连常因胰腺周围感染而加重,加之组织炎性水肿,手术技术要求较高,适用于较小囊肿或内引流效果不佳的多发性假性囊肿。胰体、尾严重慢性炎症伴囊肿形成和胰管狭窄的患者可行包括囊肿在内的胰体、尾切除术,术后如再发近端胰管梗阻,则需行胰腺空肠 Roux—en—Y 吻合术,行残余胰腺的肠道内引流。少数伴有胰腺炎性肿块的有症状的胰腺假性囊肿患者可能会接受传统的胰腺切除术或保留十二指肠的胰腺切除术。

一、感染

感染性胰腺假性囊肿的治疗原则是外引流,经皮穿刺置管引流成功率接近85%,但对脓液黏稠的假性囊肿往往不能充分引流,常需间断冲洗囊腔使脓液迅速排空。假性胰腺囊肿的严重感染在经皮引流失败后应立即手术治疗。

5%~10%的胰腺假性囊肿患者会出血,这是一种致命的并发症。大多数出血发生在胃肠道,其次是腹腔内,有时还有胰腺内出血。如果发生出血,首先进行紧急血管造影;如果发现假动脉瘤或出血点,可用明胶海绵和不锈钢环栓塞出血血管;如果介入栓塞和保守治疗无效,则急需手术止血。手术治疗的主要原则避免过多复杂的手术。在紧急情况下,可以进行假动脉结扎和囊外引流。对于脾动脉瘤,可以进行脾动脉结扎和胰尾脾切除术。如果出血起源于胰腺的胰体或尾部,可以进行远端胰尾切除术。如有胰腺出血,可结扎胃十二指肠动脉及其分支。急诊胰十二指肠切除术适用于少数患者。

二、梗阻

胰腺假性囊肿可阻塞胃肠道的任何部位,压迫泌尿系统,引起肾积水,压迫大静脉,可引起下肢肿胀,压迫静脉,可引起门静脉压力升高,压迫胆管可引起黄疸。胰腺假性囊肿引起的梗阻是手术治疗的绝对指征。当囊肿引流减压后,梗阻症状可有效缓解。然而,大多数胆道梗阻是由慢性胰腺炎引起的胆胰管狭窄引起的。因此,胆道梗阻患者需要手术治疗假性囊肿和行胆道造口术。最常见的手术类型是胆管空肠吻合术或胆总管十二指肠吻合术。

三、胰腺假性囊肿自发破裂

胰腺假性囊肿可能会自发地破裂进入腹腔或胃肠道,这也是胰腺囊性分泌物自发消失的原因之一。首选非手术治疗,例如营养支持和生长抑素,因为有些患者可能没有明显症状。有大量腹腔积液或胸腔积液的人可能需要进行腹腔穿刺、胸腔穿刺或引流,大约 50% 的患者是可以治愈的。对于严重营养不良或导管异常的患者,保守治疗无效,保守治疗在 2~3 周内不会改善症状,需进行 ERCP 了解胰管的形状和胰管的位置,保守治疗无效者必须进行手术治疗。胰体尾切除术或 Roux—en—Y 胰空肠造口术可用于胰体、尾来源的胰瘘。手术:胰头起源的胰瘘可采用导管切除术,尽量避免胰十二指肠切除术。

第九章　脾脏疾病及其并发症处理

第一节　脾切除的适应证及术后并发症

一、脾切除的适应证

脾切除术的主要适应证是外伤性脾破裂、门静脉高压、脾功能亢进,其次是原发性脾脏疾病和移位疾病,以及造血系统疾病。

(一) 脾原发性疾病及占位性病变

1. 游走脾

游走脾也称异位脾。由于先天性脾脏的大部分茎和韧带过长或缺失,脾脏可沿左心室向下迁移至盆腔。临床症状主要是压迫腹腔和邻近器官的肿块。在约20%的情况下,脾脏动、脉梗阻,导致脾脏充血肿胀,导致急性坏死。临床表现为急性剧烈腹痛,可能伴有休克。

2. 脾囊肿

脾囊肿可以分为真性囊肿和假性囊肿。真性囊肿包括皮样囊肿、淋巴囊肿或寄生性囊肿,其中包虫类囊肿更为常见。假性囊肿可以是陈旧性外伤后血肿或脾梗死后局部液化,主要位于脾囊肿下方,它不是由寄生虫引起的小脾囊肿,不会癌变,不需要治疗。

3. 脾脓肿

脾脓肿大多数源自血源性感染,是全身感染的并发症。临床症状为寒战、发热、左上腹痛或左胸痛、腹痛。超声和CT可明确诊断。脾脓肿除抗生素治疗外,可在B超或CT监测指导下对脾、腹壁进行抽吸或引流,也可进行脾切除。

(二) 造血系统疾病

1. 遗传性球形红细胞增多症

球形红细胞膜的缺陷会导致红细胞过早衰老,它位于脾脏中,很容易被破坏。贫血、黄疸、脾肿大等临床症状较儿童时期更为常见,且病情进展较慢。但如果伴有急性发作,则可能发生溶血危象。脾切除术可取得显著的治疗效果。黄疸和贫血通常在手术后很快就会消失。贫血可以彻底纠正,但血液中仍然存在球形红细胞。由于年幼儿童脾切除术后易感染,因此,脾切除术一般不适合4岁以下儿童。

2. 遗传性椭圆形红细胞增多症

遗传性椭圆形红细胞增多症是一种罕见的家族性疾病,血液中有大量椭圆形红细胞。对于溶血性贫血和黄疸的患者,脾切除可以消除贫血和黄疸,但椭圆形的红细胞仍然升高。一般情况下,4岁以下的儿童不宜进行脾切除术。

3. 丙酮酸激酶缺乏

由于红细胞中缺乏丙酮酸激酶,其寿命缩短,脾脏损伤增加。这种疾病的症状出现在新生儿身上,黄疸和贫血都很严重。虽然脾切除术不能纠正贫血,但可以帮助减少需要输血的量。

4. 珠蛋白生成障碍性贫血

珠蛋白生成障碍性贫血也称"地中海贫血",在儿童中更为常见。部分严重者有黄疸和肝、脾肿大。脾切除术主要是减少脾脏中红细胞的破坏,有助于减少溶血或输血。手术通常适用于病情严重,如严重贫血、长期大量输血、脾肿大、甲亢的患者。大多数人在4岁以后支持手术。

5. 自身免疫性溶血性贫血

这是一种获得性溶血性贫血,其中体内产生自身抗体的红细胞被脾脏和肝脏中的巨噬细胞破坏,多见于中青年女性,起病缓慢,轻度黄疸,脾肿大。急性病多见于儿童,血红蛋白可低于40 g/L,伴有快速溶血。治疗基于输血,使用肾上腺皮质激素和免疫抑制剂;如果激素治疗无效或长期使用高剂量激素控制溶血,可进行脾切除术。其抗体型自身免疫性溶血性贫血,约50%的患者可获得良好疗效。

6. 免疫性血小板减少性紫癜

本病的发生与自身免疫有关,抗体被血小板吸收,缩短其寿命,并在脾脏和肝脏中被破坏。急性型多见于儿童,发病前常有感染史。全身皮肤瘀斑,牙龈黏膜、口鼻和胃肠道出血通常在发病后数周或数月内消退。慢性型多见于年轻女性,持续或反复出血,部分女性以月经过多为主。血小板计数通常小于 50×10^9/L,脾脏通常轻度肿大。

脾切除术适用于以下情况:①出血无法控制,危及生命,尤其是有颅内出血的可能;②促肾上腺皮质激素治疗6个月以上无效,或治疗后缓解期短;③大剂量激素治疗可能会暂时缓解症状,但考虑到激素治疗的不良反应,不能减少剂量;④有使用激素的禁忌证。脾切除术后约80%的患者有阳性结果,出血迅速停止,血小板计数在几天内迅速增加。

7. 慢性粒细胞性白血病

本病进展缓慢,约70%患者可有突变,约90%的患者有脾肿大。脾切除术可以缓解甲亢患者的病情,尤其是血小板减少症,或因脾肿大或脾区剧烈疼痛而导致脾梗塞的患者,但不能延缓突变的发生,延长生存期。

8. 慢性淋巴细胞性白血病

当部分患者出现晚期血小板减少或溶血性贫血,且脾肿大明显、肾上腺皮质激素疗效不明确时,可行脾切除术。手术后血红蛋白和血小板计数趋于增加,可以在一定程度上减轻病情。

9. 多毛细胞性白血病

多毛细胞性白血病是一种罕见的慢性白血病。脾肿大明显,多数患者血细胞偏低。α干扰素和脱氧甲霉素是最有效的治疗方法,但如果全血细胞计数下降,反复出血或感染,或脾脏肿大,脾切除术可迅速改善血象,延长生存期。

10. 霍奇金病

霍奇金病诊断性剖腹探查及脾切除,可确切地决定其分期和治疗方案。

二、脾切除术后常见并发症

(一) 腹腔内大出血

通常发生在手术后24～48小时。常见的原因是从伤口到脾脏的严重出血、脾干丢失或手术过程中遗漏的血管出血。短期严重出血、低血压,甚至休克应再次开颅止血。术前纠正可能的凝血功能障碍和严格术中止血是预防腹腔内大出血的关键。

(二) 膈下感染

术中严格止血,避免损伤胰尾,术后膈下置管有效引流,是有效的预防措施。

(三) 血栓

血栓一旦发生在视网膜动脉、肠系膜静脉、门静脉主干,就会造成严重的后果。一般认为其发生与脾切除术后血小板突然增多有关,故主要主张术后血小板计数 > 1000×10^9/L,进行肝切除等等预防性治疗。

脾切除术后感染(OPSI)是脾切除术后很长时间的一个特殊问题。脾切除后,机体免疫功能减弱,机体对感染的抵抗力降低,易感性增加,OPSI可发生,主要发生在婴幼儿中。因此,脾切除术或部分脾动脉栓塞可用于治疗脾脏损伤和部分脾切除术所指的脾脏病变。OPSI的临床特征是起病隐匿,初期症状轻微,类似感冒,突然发作的寒战、高热、头痛、恶心、呕吐、腹泻,甚至昏迷、休克,常伴有弥散性血管内凝血。OPSI的发病率虽然不高,但死亡率却很高。50%患者的病原体是肺炎球菌,需要用高剂量抗生素进行早期治疗,维持和支持重要器官功能等。

第二节 脾栓塞术后并发症

自1973年Maddison首次将脾栓塞术应用于临床以来,脾栓塞术越来越受到学术界的关注,甚至开始应用于少数血液系统疾病和门静脉高压症患者。长期随访结果表明,与脾切除术相比,脾栓塞术相对安全有效,并发症少,死亡率低。国外文献显示脾栓塞术后死亡率为9%,常见并发症如下。

一、脾脓肿

发生率为10% ~ 15%,其中液化坏死占95%以上,仅有少数脓肿发生。一般来说,脾部分栓塞不会引起脾脓肿,因为脾的某些功能持续存在,持续维持调理素和免疫功能可使患者免受感染。如果形成脾脓肿,可能的原因有:①血管闭塞,脾脏70%以上闭塞,坏死组织难以吸收;②消化道内的细菌经脾静脉到达脾脏并引起感染;③导管和栓塞材料未彻底消毒,术后抗生素使用不当,或没做好术前感染预防措施。小脓肿和液化坏死组织可以通过保守治疗而治愈,直径大于4 cm的脓肿可用CT引导穿刺或体外B超引流治疗。

二、左侧胸腔积液和左下肺炎

脾栓塞、包膜张力增加后,左上腹常疼痛,呼吸运动受限,支气管引流不畅,肺炎或肺不张,胸腔积液。根据情况,可使用止痛药来鼓励患者深呼吸,并可给予抗生素以预防肺炎发生。少量胸腔积液可被缓慢吸收,如果胸腔积液量多,应做抽吸治疗。

三、胰腺炎

与阻塞胰动脉分支的栓塞有关,经对症治疗,一般可以治愈。为避免假栓塞,在手术和栓塞过程中应对受累胰动脉进行导管插入术。药物应在电视镜监督下缓慢注射,特别注意不要注射过多的栓塞剂,以减少胰动脉和其他动脉栓塞的可能性。国内尚无使用导管球囊治疗异位血栓栓塞的报道,可能与球囊成本高、使用频率低有关。

四、其他少见的并发症

国外报道有脾脏破裂、胃壁坏死、肾功能衰竭、脾静脉栓塞和麻痹性肠梗阻等。儿童脾脏栓塞后体温升高持续的时间比成人长。

第三节　脾脏损伤手术并发症

脾脏是血液供应丰富而脆弱的重要器官,它通过连接到其囊的韧带固定在左上腹部的背面。虽然有下胸壁、腹壁和横膈膜保护,但脾脏仍容易因外伤和暴力而破裂。脾脏破裂会导致内出血。脾脏破裂按病因可分为两大类。①重大外伤性破裂,外伤史明显。撕裂伤主要发生在脾的凸面,但也发生在脾的内侧,以暴力为主,与动作的方向和位置有关。②自发性破裂少见,多见于脾肿大的病例,如剧烈咳嗽、打喷嚏或突然改变姿势。

应根据损伤的程度和当时的情况,采用适当手术方法,尽可能保留全部或部分脾脏,广泛使用的手术方法包括脾脏修复术、部分脾切除术和全脾切除术。基础外伤导致的脾破裂,与常规择期脾切除相比,术后并发症往往有其自身的表现。

一、术后膈下积液

(一) 病因

脾脏周围通常有很多侧支循环。胰腺尾静脉与腹膜后部之间也有多个侧支循环。严重者手术时可出现脾破裂、胰尾挫伤及腹膜后血肿,因此脾手术后常有不同程度的出血。脾切开后的左上腹腔也有利于膈下积液形成。

(二) 诊断和治疗

据观察,术后24小时内引流量主要为200~600 mL,部分为800 mL,通常在2~3天内逐渐减少。这种血液含有丰富的蛋白质,如果抽取不当,很容易引起体温过低和继发感染。X线检查显示左中隔升高,左膈肌与胃底部的距离增加,左膈肌下的气液水平增加,甚至出现反应性胸腔积液。B超和CT检查有助于诊断。

B超和CT定位引导的局部抽吸可引起快速低温。手术过程中仔细止血和患者术后早期活动以防止引流管堵塞是基本的预防措施。

二、腹腔脓肿

包括膈下脓肿、盆腔脓肿或两者同时发生,多见于同时合并有严重的空腔脏器破裂及肋骨或骨盆骨折的多发伤患者。

(一) 病因

腹腔积液或脓肿的原因可能是腹腔内有严重的细菌感染。手术时虽然清洗了腹腔,但由于一般情况和卫生条件差、术后引流不畅、多发伤,患者自身抵抗力下降,抗生素使用不当等常会导致严重感染。

（二）诊断

大多数膈下脓肿患者有明显的中毒症状。体温恒定在39℃以上，左下腹疼痛、打嗝、胸闷、气短和左肩疼痛。体格检查：患处胸腹部呼吸活动受限，局部皮肤温度升高，疼痛明显。诊断通常并不困难，重要的是要考虑这种可能性。如果在手术后几天内发生感染，但感染的位置和原因尚不清楚，则应警惕感染的可能性以及是否存在上述症状。CT检查对诊断很有帮助，并能确诊肾上腺下脓肿。

盆腔脓肿的感染症状比膈下脓肿轻，但通常有直肠或膀胱刺激症状，如用力、频繁但少量、充满黏液的大便，或尿频等。肛门检查有助于诊断。

（三）治疗

盆腔脓肿可经直肠切开引流。

第四节　门静脉高压症脾脏手术并发症

门静脉高压症是典型的临床综合征：脾肿大、门静脉功能不全、腹腔积液。患者常死于食管破裂，胃底静脉曲张出血。门静脉高压症脾肿大的主要原因是继发于脾脏被动阻塞的甲状腺功能亢进。血流量增加导致脾动脉血流量增加、门静脉血流量增加和门静脉压力增加。在这个周期中，脾脏肿大并变成纤维状。

目前，涉及脾脏的各种手术是治疗门静脉高压症的主要方法之一。笔者在此仅重点讨论外周脾切除与外周性心肌炎相结合，门静脉分流与血运重建相结合。相关并发症描述如下。

一、脾切除贲门周围血管离断术后并发症

脾切除术和外周输精管切除术是许多非典型门静脉血管重建手术之一。它通过防止心肌周围非典型静脉之间的异常血流来预防门静脉高压引起的食管和胃底静脉曲张。这种手术方法是20世纪80年代中国邱法祖

首先提出的,经过40多年的临床实践,这种手术不断得到发展和完善,成为一种常用的治疗方法,是我国治疗门静脉高压合并上消化道出血的疗效观察理想手术之一。

(一) 腹腔内出血

1. 病因

一般发生于手术当天和术后第1天,多为手术后创面广泛渗血或血管结扎不牢靠、滑脱所致。

2. 诊断和治疗

手术后,如果看到腹腔引流管流出黑色的血,一定要非常警惕。做腹部切口前,仔细检查切口有无出血,用电灼等方法彻底止血。术后应密切监测生命体征和腹腔引流情况,注意有无明显的活动性出血。若腹腔积液多,腔内液流量大($> 200 \text{ mL/h}$),类似全血,患者可表现为失血性休克,提示腹腔内出血。如果保守治疗无效,需尽快补血,同时进行探查性手术止血。

(二) 术后感染

1. 病因

由于门静脉高压症患者常有肝功能障碍和营养不良,体液免疫和细胞免疫受到不同程度的影响,增加了这些患者术后感染的可能性。特别是肺部感染和左膈下感染更常见,有时会导致败血症。脾切除后,左、右肺不张,左侧胸腔积液,常有感染、水肿等并发症。局部积液和感染也可能与胰腺尾部的创伤有关。术后加强呼吸道管理,尽量排出呼吸道分泌物,拍打背部以促进分泌物排出。左侧膈肌引流管放置时间不宜过长,否则可能引起上游感染。

2. 诊断和治疗

如果术后持续发热,考虑肺部感染或膈下感染的可能,及时通过相应的辅助检查(包括B超和胸部X线检查)明确诊断。如果影像学检查发现左胸腔或膈下积液,应进行超声引导下的抽吸,并根据药物敏感性结果选择敏感抗生素,同时给予厌氧药物预防腹腔积液和继发感染。

为防止脾切除术后膈下感染并隔离心脏和血管,手术过程中应注意保护胰尾,并限制脾窝和腹膜后伤口的分泌物。治疗脾梗塞时,宜挺直胰尾,不损伤胰尾,避免使用大钳子夹住脾脏。松开精索静脉,缝合腹膜及周围组织,必要时浸泡胰尾,将生物蛋白喷入胰尾,避免损伤胰体及尾部。脾脏及腹膜后伤口需完全止血,仔细缝合伤口及伤口出血点,热敷、电灼、喷雾止血,左下侧放置引流管。术后3天定期进行胸部X线和B超检查,当左侧胸腔或左侧膈有积液时,在B超引导下穿刺,并及时注射抗生素。吸出的液体进行细菌培养和药敏试验。如果引流量小于20 mL或腹腔积液量较大,必须拔除引流管,将腹壁引流孔缝合成"U"形,避免逆行感染。

(三)门静脉系统血栓形成

1. 病因

脾切除后,脾静脉几乎留在体内,因此脾静脉血栓形成可能复杂化。血栓形成除了引起术后长期发热外,还可扩散至门静脉,引起门静脉肝外阻塞,导致血流进入肝脏。如果发生急性肠系膜静脉血栓,肠系膜上静脉回流受阻严重,可导致广泛的充血性肠坏死,临床表现为腹痛、便血、弥漫性腹膜炎和中毒性休克,死亡率高,通常发生在手术后2~3天内。这时,腹部引流液突然增多,由淡黄色或淡红色透明液体变为浑浊的血液。出现上述临床症状时应考虑急性门静脉血栓形成。

2. 诊断和治疗

为避免门静脉血栓形成,除非有明显的出血倾向,否则从术后第1天起应禁用或慎用各种止血剂。鼓励患者早活动。此外,血运重建手术后更容易发生晚期门静脉血栓,其原因是门静脉血流缓慢,手术后血液黏稠度增加,手术后腹腔内感染,使门静脉和脾静脉管壁粗糙。多为不完全性门静脉梗阻,但无明显症状或腹腔积液加重。

(四)肝功能衰竭

1. 病因

它主要发生在接受急诊手术的患者中。胃底静脉曲张破裂引起的术前低血压或失血性休克、术前门静脉血栓形成、手术麻醉引起的门静脉血流动力学改变、术中应激等均可导致急性弥漫性肝细胞坏死。此外,手术后持续腹部或消化道出血和严重感染的患者也容易出现肝功能衰竭。

2. 诊断和处理

患者主要表现为血浆白蛋白水平逐渐降低，黄疸出现并加重，凝血功能下降，腹腔积液增多，甚至出现肝性脑病、肾病综合征。治疗这些患者，首先要采取有效措施控制感染，维持稳定的内环境，输注肝细胞生长因子和保肝药。保守治疗：保护肝脏，使用适当的利尿剂，避免使用有不良反应的药物，严重者可使用新鲜血液、血浆、白蛋白、凝血酶原复合物、支链氨基酸补充剂、人工肝支持装置。在这种情况下，营养支持会增加肝脏负担，加速肝功能衰竭。因此，只有在患者病情稳定后才能考虑营养支持，而肠内营养是关键。一旦发现肝功能衰竭，门静脉高压症患者的治疗就非常困难。预防肝功能衰竭非常重要，术前应客观、充分地评估患者的肝功能储备。

(五) 肝肾综合征

1. 病因

肝肾综合征是门静脉高压症的严重并发症。这是继发于肝功能衰竭的肾功能衰竭，肾脏本身没有明显的病理变化。失血性休克、手术创伤和麻醉以及突然的低血压可引起肝肾综合征。此外，强利尿和大量腹腔积液也会导致肝肾综合征。

2. 诊断和治疗

大多数患者表现为少尿、无尿、尿毒症、高钾血症和稀释性低钠血症。肝肾综合征重在预防，预防重在强肝，应尽快补充血容量，缩短休克时间或降血压；正确使用利尿剂，强利尿剂容易导致水、电解质紊乱；避免过度抽吸腹腔积液，避免有效血容量急剧下降导致低血压和肝肾灌注不足；及时发现和控制感染，减少或消除对肝脏和肾脏有毒的药物；密切监测尿量，纠正酸中毒和高钾。如有必要，应进行血液透析。由于脾切除和周围小血管损伤可以保证门静脉灌注，术后肝肾综合征发生率不高。

(六) 肝性脑病

1. 病因

断流术后肝性脑病发生率很低。当发生肝功能损害、肝肾综合征和出血性休克时,易出现肝性脑病。低钾性碱中毒能诱发肝性脑病,应及时纠正,并慎用利尿剂。

2. 诊断和治疗

防治措施:清血排毒,取乳果糖30 mL或5%～10%乳果糖溶液灌肠;限制蛋白质摄入量;口服非吸收性抗生素新霉素1.0 g,每日4次;甲硝唑0.2 g,每日3次;直接降低血氨的药物有谷氨酸钠(钾)、精氨酸等;纠正错误的神经递质,可使用左旋多巴、溴隐亭等;可以使用支链氨基酸来提高血浆中支链氨基酸与芳香族氨基酸的比例。

(七) 术后腹腔积液

血运重建后未能降低门静脉高压是术后腹腔积液形成的根本原因之一。腹腔积液从腹部切口排出,可能导致蛋白质丢失和继发性腹膜炎。手术后应限制钠盐摄入,增加血浆胶体渗透压,输注适当的血浆,并给予适当的利尿剂。腹腔积液严重的患者慎用开腹手术,可迅速缓解腹胀,减轻呼吸困难,防止腹部切口开裂。乳糜腹腔积液难以治疗,应限制脂肪摄入。顽固性腹腔积液可绕过腹静脉。

(八) 其他

除上所述,还应注意防治术后腹部切口裂开、胃瘘或胰瘘等并发症。

二、门体分流加断流联合术后并发症

食管静脉曲张相关门静脉高压的治疗分为门静脉手术和门静脉血运重建两大类,其治疗效果已在临床实践中得到证实。近年来,为提高门静脉高压症手术的疗效,国内不少学者对分流与血运重建相结合进行了研究。这种类型的手术越来越被接受和广泛使用。多项研究表明,其术后并发症发生率和远期生存率均优于单纯脾切除或脾切除联合输精管切除术。

(一) 腹腔内出血

1. 病因

分流加断流联合术后出血的部位主要是在脾床的创面。胰尾切除断面胃底大弯及胃小弯侧胃壁,有时腹壁的切口和戳孔处也是引起术后出血的部位。

2. 诊断和治疗

手术后引流管有出血和水样液体,初期可以 300 mL/d,以后逐渐减少,颜色变淡,医师应该每天挤压一次引流管,避免排水管的排水孔被堵塞。当引流管中的血液消失时,应移除引流管。有时术后第 3 天引流管引流液,变成大量明显的腹腔积液。如果术后当天有血液流入引流管并逐渐增多,且引流袋内有血块,则需特别注意监测,明确腹腔内出血,应给予有效止血药物(如羧基苄胺或 6 - 氨基己酸),立即输血,如出血未见好转,必须立即手术。再次手术开腹后,如果没有明显的活动性出血,则以血肿为出血,只去除血肿,冲洗腹腔,轻轻擦拭。热敷出血部位,例如胃底部。对于胃大弯、膈面、脾肾静脉吻合、腹膜后、脾床、胰尾,持续性出血的创面主要用电灼方法并采用间断缝合,术后应放置腹腔引流管。

(二) 上消化道出血

在进行脾肾分流或门静脉血运重建后,在插入鼻胃管期间或拔管后,偶尔会出现上消化道出血。一般来说,出血量并不大。出血的主要原因是门静脉高压或食管静脉曲张、破裂等,添加奥美拉唑或生长抑素以止血。但由于脾肾切除联合门静脉血运重建,术后消化道出血少见。

(三) 左膈下积液和脓肿

1. 病因

肝硬化和门静脉高压症患者,脾切除和肾上腺切除后,由于术后脾床出血,淋巴和腹膜后漏;手术后出血较多,腹膜吸收不良;术中止血良好,但以明显出血和左侧膈下积液多见。如果无法进行有效的腹腔引流,则可能会因出血和积液而导致继发感染。

2. 诊断和治疗

如果积液少或脓肿小,使用抗生素和理疗有效。若术后积液量大且高热不退,B超探查左侧膈下积液多而浅,可在B超引导下穿刺引流,必要时可开腹引流。但对于胃外伤和结肠屈曲外伤引起的膈肌脓肿的治疗因情况而异。

(四) 脾切除后"脾热"

1. 病因

门静脉高压症患者脾切除术后常有不明原因的持续发热,体温38～38.5℃ 2周以上,抗生素作用微乎其微。患者一般情况尚好,经常规检查,白细胞计数为$10×10^9/L$、中性粒细胞无明显升高,不能用一般外科创伤反应解释,俗称"脾热"。有学者报道说,大约1/4的发热持续时间超过3周,这些都是不明原因的发热。左侧膈下脾床中有液体,但没有形成脓肿。脾切除尽管仔细止血,但仍有大量液体(总量160～1000 mL),尤其是分流后患者仰卧时,左侧膈肌基底部位置最低,排水管经常被衬垫覆盖而排水不畅。

2. 诊断和治疗

一般来说,这种发热可以自行消退或通过小剂量激素治疗恢复正常。需要注意的是,在术中仔细止血的基础上,通过双导管对左侧膈下脾床负压引流可有效降低"脾热"。

(五) 脾切除术后凶险性感染 (OPSI)

脾脏是由网状内皮细胞组成的循环系统的过滤器,也是体内最大的淋巴器官。众所周知,脾脏会刺激IgM抗体产生来对抗血液循环中的细菌抗原并产生调理素,从而促进微粒和细菌物质的消除。脾中的巨噬细胞通过吞噬作用完成免疫反应。脾切除术后感染,是术后长期不明原因发热的主要原因之一。脾切除术后偶有严重感染,表现为无法检测到感染灶,伴有呼吸道感染,随后突然发热,伴有恶心、呕吐、感染、皮肤斑点,血培养有革兰阳性球菌(主要是肺炎球菌和脑膜炎球菌),病程险恶,死亡率达50%以上。最近的研究表明,通过加强术前和术后管理,改进手术程序,包括应用抗生素对抗革兰阳性和阴性菌和厌氧菌,已显示出改善作用,手术后OPSI病例数显著减少。

(六) 肝功能衰竭和肝性脑病

由于肝功能代偿不良、术前准备不足、手术创伤大,术后可能出现肝功能衰竭,通常发生在手术后1～3天。患者出现黄疸、意识障碍、注意力和认知能力低下、高氨血症、腹腔积液和肾功能衰竭、凝血时间延长等提示肝功能衰竭。如果患者术后出现体液和电解质紊乱、消化道出血、腹腔感染等,容易发生肝昏迷,术前肝昏迷应多注意保肝和综合治疗。

患者恢复正常饮食和活动后,如嗜睡、对周围环境漠不关心、震颤、肌张力高、腱反射增强,脑电图显示双侧对称性和宽阔慢波,血氨升高80%~90%,尤其是在高蛋白饮食后或便秘时,拟诊肝性脑病。肝性脑病是一种神经系统综合征,发生在晚期肝病或门静脉系统分流的患者中。在不同的分流中,脾肾分流是一种小的区域性分流,脑病的发生率较低,而脾切除联合心包血管消融术的肝性脑病发生率较低。及时给予支持和保肝治疗,降氨治疗(谷氨酸钠、钾),减少肠道氨生成和氨吸收,应用支链氨基酸,醋水灌肠通便,防治脑血管病,针对腹水和其他整体治疗。

第五节 肝豆状核变性脾切除术并发症

肝豆状核变性又称威尔逊病(Wilson disease),是一种铜代谢障碍的传染性隐性遗传异常。临床特征为铜在体内蓄积,导致肝、脑晶状体变性,肝功能异常及神经系统症状。长期使用释放铜的药物常导致白细胞减少和血小板减少;肝硬化还可引起门静脉高压症、脾肿大和甲状腺功能亢进。通常需要进行脾切除术。由于肝豆状核变性本身的特殊性,这些患者在脾切除术后可能会出现一些特定的并发症,具体描述如下。

一、神经系统症状

(一) 病因

早在1941年,Rabiner就观察到肝豆状核变性脾切除术后神经系统症状迅速恶化。1970年Walsh报告脾切除术后均出现神经系统症状恶化。其原因可能是:①术前无系统的除铜治疗;②脾切除联合分流手术致铜离子在体内重新分布,进入大脑的铜离子量增加,导致中枢神经系统症状出现或加重。

(二) 治疗

为防止术后神经系统症状恶化,可给予青霉胺和二巯基琥珀酸钠4~6

个疗程或更长时间以达到强化铜输注。如果伴有上消化道出血,可行血管成形术,血管成形术不仅有助于恢复肝功能,还可缓解中枢神经系统症状。

二、腹腔内出血

(一)病因

肝功能损害使凝血因子Ⅴ、Ⅶ、Ⅸ、Ⅹ等的合成减少,同时脾肿大和甲亢导致血小板减少,导致凝血机制紊乱,使出血增加。术中和术后腹部可能会出血。

(二)治疗

为减少和避免术中及术后腹腔内出血,可采取以下措施。①积极保护肝脏,术前5~7天应用维生素K等制剂,术前0.5小时可输注凝血酶原复合物和新鲜冰冻血浆。②手术时必须有良好的麻醉和良好的接触,分离、切割和结扎必须在直视下进行。同时,应先结扎脾动脉。如果脾脏仍然游离,应将其一分为二,游离时缝合,避免大的游离结扎,尽量缝合。③对于手术区针头出血难以控制的情况,笔者发现此时缺乏凝血因子,应采用电灼止血。此时,正确的治疗取决于术中凝血功能障碍的有效矫正和选择合适的手术干预。

手术干预应避免不适,可使用止血纱布或明胶海绵覆盖伤口,纠正凝血功能障碍:①短时间内快速输注新鲜冰冻血浆,有研究表明达到止血效果需要1~2小时使用FFP 600~2000 mL,通常快速输注600~800 mL后,可能会形成明显的血块;②注意凝血因子的添加,首选含有因子Ⅱ、Ⅷ、Ⅳ的凝血酶原复合物;③补钙;④维生素C和止血药物的应用。

三、肝功能损害

(一)病因

肝豆状核变性患者都有不同程度的肝损害,甚至以肝损害为首发或主要症状,手术创伤、麻醉剂、镇静剂、消化道出血、继发感染等都是导致肝功能损害的原因。

(二) 治疗

根据笔者的观察和临床研究,脾切除2周后,受损的肝功能有望得到不同程度的改善和恢复,因此笔者认为,围手术期采取的主要措施是:①缓解肝功能损害,安全度过围手术期;②加强手术周期阶段的各项保肝治疗;③若合并消化道出血,手术入路应为血运重建。

四、术后发热

脾切除术后发热在临床上,比其他腹部手术更常见,发热出现得更早并持续存在,可能会超过2周,因为大多数学者认为发热与术后并发症有关。患者免疫功能低下,手术后容易感染,手术前应使用抗生素作为预防措施。术中注意止血,彻底引流。

五、切口并发症

(一) 病因

由于锥体外系症状,肝豆状核变性常伴有腹部僵硬,铜增加,锌减少,影响伤口愈合。此外,这些患者的蛋白质合成和凝血因子减少、术前白细胞减少、免疫力下降、血小板减少和出血倾向等,都增加了术后并发症的风险。

(二) 治疗

防治的主要措施如下:①为防止切口裂开,可给予切口减张缝合并将切口缝线延迟至术后12～14天拆线;②腹部常规给予腹带加压包扎;③预防应用抗生素;④关腹前切口彻底止血。一旦切口出血,应用过氧化氢纱布压迫止血,并纠正全身凝血功能障碍。

第六节　特发性血小板减少性紫癜脾切除术后并发症

特发性血小板减少性紫癜(ITP)是一种自身免疫性疾病,其中自体血小板聚集抗体增强了血小板破坏。脾切除术可以去除血小板破坏和抗血小板抗体产生的主要部位,提供良好的长期治疗效果。由于血小板减少和应用糖皮质激素是ITP脾切除术的主要特征,因此在手术期间和手术后可能会出现一些特殊的并发症。

一、术后感染

长期使用糖皮质激素会导致患者免疫系统减弱,较多的脾床和切口渗血又增加了膈下和切口感染的机会。文献报道糖皮质激素治疗的血液病、脾切除术后膈下脓肿和肺部感染等严重感染的发病率可达13.46% ~ 18.87%。防治措施如下。

第一,正确有效地预防性使用抗生素是降低术后感染率的重要手段。

第二,术中应避免周围器官特别是胰腺损伤,消灭脾床后腹膜创面并在术后48小时内严格半卧位以减少脾床渗血及其在膈下的积聚,从而降低膈下感染发病率。

第三,有学者指出,在预防性应用抗生素的前提下,脾床引流不会增加膈下脓肿发病率,因而可适当放宽引流脾床的指征,但应注意预防引流管逆行性感染。

第四,由于切口渗血量大,应用电凝止血时应尽量减少对皮肤和皮下组织的损伤,有研究发现切口感染均继发于电凝止血致皮缘或皮下脂肪坏死。

二、颅内出血

颅内出血是最严重的并发症之一,有报道见于病程较长的患者,术前BPC可<5 ×10⁹/L,且对糖皮质激素治疗无反应。具有上述高危因素或既往有颅内出血病史的患者,术前应常规IVIG,以提高BPC,尤其是术后镇痛、镇静,避免出现严重的情绪变化。

三、糖皮质激素相关并发症

手术本身的压力、手术当天使用大剂量糖皮质激素、术中因出血导致胰腺功能障碍等都会导致手术后血糖升高。手术后必须密切监测血糖的变化,如果存在高血糖,建议常规胰岛素治疗。为预防应激性溃疡,手术后可定期使用H_2受体阻滞剂。长期连续使用激素的患者,术前应特别注意纠正贫血和低蛋白血症,术后可立即注射合成代谢激素,促进伤口愈合。

第七节　脾血回输的并发症

脾输血和海绵体输血属于自体输血,使用时间很长。随着设备的发展,自体输血技术的应用范围不断扩大,脾切除术已成为自体输血适应证的首选。优点是在紧急情况下,既可以解决输血困难、血供不足的问题,又可以达到及时扩容和置换循环血的目的。

自体输血比异体输血或血库输血并发症少,但这并不意味着自体输血是绝对安全的。以下是一些常见的并发症。

一、细菌污染

尽管自体输血不存在携带细菌或感染供体自身病毒的风险,但从受伤到手术的整个过程中,细菌污染仍然存在。如果与开放性创伤后腔内组织破裂的细菌感染相结合,手术过程中的消毒过程、器械的无菌技术和手术过程都会带来潜在的感染风险。对于明显的肠管破裂,急需输血的患者,经充分过滤、冲洗,加入大量广谱抗生素和激素后,可在严密监护下输血。手术后立即进行血培养,并相应调整抗菌药物和剂量。

二、溶血反应

自体输血没有血型差异,因此溶血病的发生率通常较低且较轻。但是,如果伤势复杂,组织会受到严重的挫伤,出血量会很多,血液长时间积聚,导致大量红细胞被破坏和溶解,可能会导致溶血。溶血发生于再输血后,可表现为休克、寒战、发热、头痛、胸闷、气短、腰部肿胀疼痛、伤口出血等。休克和伤口出血是接受全身麻醉患者的唯一初始症状。导尿初期有尿血,后期少尿后出现无尿和肾功能衰竭。

治疗:应立即停止输血,处理休克,大量静脉补液,辅以碳酸氢钠和渗透性利尿剂甘露醇,纠正酸中毒,保护肾功能,防止肾功能衰竭。

三、出血倾向

大量血液回输后出现的出血倾向,如伤口渗出大量血液,可能与凝血因子和血小板的消耗和减少,纤溶酶活性增加有关。在这种情况下,必须输入新鲜血液、血小板和特殊凝血因子进行处理。如果由于过度肝化而发生出血,应使用鱼精蛋白中和。如果出血不止,应考虑弥散性血管内凝血(DIC)的可能性,采取相应措施。

四、微循环障碍

大量未经过滤的自体血液会回流,微凝集会堵塞毛细血管,导致微循环障碍。还可以损伤肺泡毛细血管膜,引起肺水肿、低氧血症、呼吸衰竭,最终出现急性呼吸窘迫综合征(ARDS)。加强肺部护理、持续吸氧、抗炎、抗凝、扩血管等措施,一般可改善呼吸功能,控制 ARDS 的发生发展。

五、气体栓塞

在恢复抽吸过程中可能会吸入大量气泡,在再输血过程中气体可能会进入设备的管道。无论是开放式滴注还是压力输注,都可能发生这种并发症。空气栓塞的症状包括胸痛、咳嗽、气短和休克。在防治方面,要加强输血过程中的监测,及时排除气泡。出现这种情况时,患者应采用左侧卧位,头部向下,以确保右心房内没有空气,必要时吸氧和使用降压药物。

六、代谢并发症

输血后低血容量性休克、大出血会引起水、电解质,酸碱平衡紊乱,出现代谢性酸中毒、高钾血症、低钙血症、感染等一系列变化,必须进行电离监测,分析血气,并根据结果进行相应治疗。

第十章　肝脏移植护理

第一节　概述

肝脏移植(简称肝移植)分为直接肝移植和异源肝移植。目前来说,治疗终末期肝病最有效的方法是直接肝移植,包括切除病变肝脏,随后将供体肝脏移植到其原始解剖部位。同种异体肝移植是要把供体肝脏移植到受体的右侧脊柱或右侧骨盆中,而无须移除现有的肝脏。

一、身心评估

(一)身体状况

主要包括:①了解患者有没有出现局部疼痛、肿块,腹部是否有手术史;②了解患者的全身状况,有没有出现消瘦、乏力、恶病质等表现;③辅助检查。了解肝功能的衰竭程度,认真核查各种检查结果。

(二)心理—社会状况

主要包括:①认知程度;②心理承受能力;③社会支持状况,经济承受能力。

二、护理措施

(一)术前护理

具体包括:①告知患者及其家属进行肝移植的必要性,消除患者的疑虑,树立信心,说明术前准备和术后配合,提高移植成功率;②提供高碳水化合物、高蛋白、低脂和高维生素饮食,改善营养状况;③术前3天肌肉注射维生素K,以纠正凝血功能异常;④根据医生处方给予免疫抑制剂和抗生素,并协助进行各项检查;⑤术前给予眼药水滴眼,制霉菌素溶液漱口,用75%乙醇擦拭皮肤皱褶处；⑥肠道准备：由于口腔不吸收抗生素，所以在手术前的晚上和手术后的早晨进行生理盐水灌肠。

（二）术后护理

第一，专人管理，全面落实防护隔离制度。

第二，提供高蛋白、高碳水化合物、高维生素、适量脂肪饮食，帮助恢复肝功能。

第三，体征监测。①体温测量：术后每30分钟测量一次体温。②呼吸监测：呼吸困难时，应安装人工呼吸器辅助呼吸。③精神监测：准确记录清醒时间，如果长时间不清醒，可考虑有无缺血性脑病、脑水肿、肝性脑病，及时作出反应。④观察心率、血压、中心静脉压的变化。⑤观察黄疸，详细记录黄疸发生的时间和程度。⑥监测肝功能，及时补充白蛋白和维生素，纠正异常凝血机制障碍，尽早应用保肝、降胆固醇药。

第四，环孢素A主要用作免疫抑制剂，辅以硫唑嘌呤和甲基强的松龙的三联用药，观察药物不良反应，术后3个月每天测定环孢素A浓度。

第五，不要堵塞各种引流管，观察引流液的量、颜色、性质，记录每小时引流量（包括尿量、胃液、胆汁以及腹腔内各种引流液）。

第六，并发症护理。①急性排斥反应：观察体温、意识、皮肤和巩膜颜色、腹部体征、胆汁量、肝功能等，如有异常，应立即遵医嘱给予甲基强的松龙作激素冲击疗法。②血管吻合口破裂：观察生命体征及腹部体征变化，注意切口渗血及腹腔引流液情况。③肝动脉血栓形成：如体温突然升高、肝功能异常、肝肿大、脾肿大、腹痛等，应立即治疗，并遵照医嘱应用低分子右旋糖酐、复方丹参静脉滴入，口服阿司匹林、潘生丁；每周进行彩超检查肝动脉血流情况。④感染：严格执行消毒隔离制度，及时应用广谱抗生素及抗病毒药物，并给予2%碳酸氢钠溶液漱口，在手足指（趾）甲及皮肤褶皱处涂制霉菌素。

三、健康指导与康复

第一，恢复期间可进行适当的体育锻炼和户外活动，但时间不宜过长，以免过度劳累。

第二，多吃高蛋白、高碳水化合物、低脂肪的饮食，避免生冷辛辣食物和酒精。每周称一次体重。

第三,指导正确用药,观察肝毒性、肾毒性、血压升高等不良反应。

第四,按照出院指南,详细说明出院后的注意事项。告知患者应定期随访,正确服用免疫抑制剂,不去公共场所,保护T形管。

第二节　肝脏移植护理的基本知识

一、肝脏移植的分类

肝脏移植根据供体情况分为活体部分肝脏移植和尸体肝脏移植。根据供者和受者的种类不同,可分为同种异体移植和异种移植;根据供肝脏移植部位的不同,可分为原发性肝脏移植和异源或互补肝脏移植。临床常用的肝脏移植是通过 Starzl 原位肝脏移植方法建立的,也称经典或标准肝脏移植。所谓标准肝脏移植,是指将受者的病变肝脏和后下腔静脉切除,利用供者的上、下腔静脉再生,恢复肝脏和下腔静脉流出道的连续性。

二、手术过程及术式分类

异位移植术是最先实施的肝移植术,所谓的异位肝移植术是指保留受者的病变肝脏,将供者的肝脏移植到受者的另一个部位,如脾窝、盆腔或脊柱旁等位置。

(一)标准肝脏移植术

1. 病肝切除

受者肝脏全切是原位肝脏移植的主要难点,技术难度很高,尤其是门静脉高压引起的粘连广泛、侧支循环丰富的患者。在捐赠者的肝脏到达手术室之前,接受者可以准备麻醉,包括放置各种监测导管。只有在仔细检查肝脏解剖结构后才能打开腹部。受者过早手术会造成不必要的出血和体温过低,不利于术后恢复。

第一,在肋缘以下仰卧位做双侧切口,并在剑突中间垂直向上延伸,通常不开胸。除皮肤外,皮下组织和肌肉层在剖腹手术时用电刀切割。正确的切口应尽可能长,以利于术中显露下腔静脉。左侧切口可触及左侧腹直肌,尤其是脾脏外缘。左侧切口不应超过此范围,以免手术时损伤脾脏。

第二,在两侧肋缘下放置悬吊式腹部自动牵开器,完全暴露手术部位,松弛半肱韧带,直至接近肝上、下静脉。左三角肌用电刀切开,通常在左三角韧带与左上叶交界处有静脉分支,必须结扎止血。将左外侧叶向右转,暴露肝韧带,根据侧支循环的程度,用电刀或缝合线切割肝韧带。

第三,显露第一肝门,先确认胆总管。游离出足够长的胆总管,如肝门部无手术史,则在左、右肝管汇合处切开胆管。轻轻回缩肝动脉以暴露门静脉并将淋巴组织与门静脉分开。通常,肝门附近的淋巴结肿大切除仅简单的电凝通常不能防止其断面的持续渗血,常需要缝合,游离门静脉长2~3 cm。

第四,游离右三角韧带。通常通过电凝切割。如果侧支循环丰富或有炎症或瘢痕,可在建立静脉旁路后启动右侧肝脏。松开三角韧带后,将右侧肝脏轻轻向左侧提起并结扎动脉,在右侧肝脏切开右侧肾上腺深静脉。

第五,此时除4条血管(肝上动脉和下腔静脉、门静脉、肝动脉)外,整个肝脏完全游离。如果在完全肝切除术前门静脉、肝动脉、肝上动脉和下腔静脉完全阻塞,患者就会出现呼吸暂停。在这种情况下,必须先分流下腔静脉、门静脉和腋静脉。

第六,肝全切术前分离左大隐静脉和左腋静脉,分别在髂外上静脉和左髂外静脉插入9 mm(27 F)和7 mm(21F)旁路管,并使用2 U/mL肝素生理盐水封管备转流。切开靠近肝脏的肝动脉。门静脉切断前,插入9 mm(27 F)转流管于门静脉、肠系膜上静脉,此管与左大隐静脉置Y形管相连,与Del-phin Ⅱ型离心泵和套筒式血液变温器相连,开始进行无肝期的静脉体外转流,转流量800~1000 mL/min。患者不做全身肝素化,为防止转流管内凝血,使用ACT测定仪测定ACT值,适量于预冲液中加入肝素0.5~1 mg/kg,使ACT维持在200~250 s,转流中每半小时测定ACT 1次,以决定是否需加用肝素,维持体外静脉转流至门静脉吻合停止。如果患者门静脉高压严重,侧支循环高,使肝脏难以解放,可减少肝分离步骤,快速建立体外静脉旁路,降低门静脉压力,使病变肝脏可以快速切除。

第七,在建立旁路后立即将下腔静脉插入靠近肝脏并切开。将病肝向上提起,结扎下腔静脉,错过结扎的静脉,最后处理上、下腔静脉,为防止肝上静脉阻断钳意外滑脱,可采用两次钳夹整个肝上、下腔静脉,然后在萨氏钳和肝实质间切断,取出病肝。

第八,检查肝脏,缝合出血部位。腹膜后创面和下腔静脉依次用Dixon1号线缝合,保证充分止血。这是因为一旦将供体植入体内,就很难完全暴露伤口。此外,正确处理膈静脉,大网膜、胰腺和镰状韧带、冠状韧带和三角韧带的出血点。尤其是门静脉高压症,腹后壁曲张血管止血更要彻底。

第九,伤口准确止血完成后,适当修整门静脉、肝动脉、肝上动脉、下腔静脉,以利于后部血管吻合。

2. 供肝植入术

总的来说,肝脏移植过程中遇到的困难比病灶切除过程中遇到的困难要少。肝脏重建血液循环,缩短无肝周期。

(二) 背驮式肝脏移植术

经典背驮式肝脏移植术与标准肝脏移植术的最大区别在于:切除病肝同时,保留肝后下腔静脉及肝静脉(左、中、右支),将受者成形的肝静脉与供肝上、下腔静脉行端端吻合。

(三) 劈离式肝脏移植术

劈离肝脏移植(SLT)基于Couinaud的节段解剖学理论,该理论将体外或原位供体肝脏分成两个独立的功能供体肝脏。每个肝脏都有自己完整的门静脉、肝动脉和胆管系统。由于解剖结构复杂且变异性高,并非所有供体肝脏都可以分离,大约86%的供体适合行劈离式肝脏移植。

(四) 活体部分肝脏移植术

活体肝脏移植技术是在不阻断肝门,控制肝脏血流的情况下,完成肝实质和主要肝内外血管、胆管的分离和解剖,并且保证分离切除的肝叶无热缺血损伤和具备完备的血管与胆管再植条件。这项技术的关键不仅是保证供体的安全,还要保证供体满足受体的基本生理和代谢需要。目前,将左叶肝脏移植到小儿受者体内的成人活体肝脏移植满足上述条件,但大多数成人活体肝移植只能用于右侧或增大的右侧肝脏。由于中静脉移植的风险远高于左肝外叶和左肝移植,因此准确的供体选择和评估对于确保供体安全和提高受体存活率非常重要。

第三节 肝脏移植手术术中的配合及护理

一、移植术中护理

肝脏移植期间的护理策略主要包括保持体温、预防压疮、保持摄入和排泄、给药、保持静脉通道和采集血液样本。

患者进入手术室时,巡视护士必须核对患者姓名、性别、床位、住院编号、手术通知、术中用药清单等。患者躺在铺有温度变化毯的手术台上,用1~3个18号套管针穿刺外周静脉,并将上肢置于身体两侧。麻醉成功后,在手术过程中将患者右下背部抬高30°,以充分暴露肝脏。可在患者后脑勺、骶骨嵴、臀部、膝盖、脚踝、脚后跟等受压部位放置海绵垫,防止压力过大,定期按摩腹部,监测四肢和局部压力,避免受压时间过长出现压疮,并且定时按摩上述部位,随时观察肢体及局部受压情况。妥善固定好胃管、尿管并按无肝前期、无肝期、新肝期准备空尿瓶,用无菌橡胶管连接输尿管,放在患者身体前方,以方便术者和麻醉师随时观察各时期滴尿次数和量。工作前仔细检查氩气刀、电刀和抽吸装置。为防止电灼伤,氩气刀的负极板和电刀必须与皮肤紧密接触。由于终末期肝病患者在手术过程中经常出现腹腔积液,容易出血,需要准备两套吸引器,以便及时更换负压吸引袋,防止倒吸。

肝脏移植非常耗时,需要大量输液,并且经常有明显的代谢紊乱。麻醉医师需要了解液体的流入和流出,可将手术过程分为无肝前期、无肝期、新肝植入期,按出量和入量分别列出各类液体、血液制品、冲洗液、腹腔积液、尿量等项目,随时记录。

保持体温:肝脏移植过程中保持正常体温非常重要。肝脏移植耗时且通常需要输注大量外源性低温液体,并且在手术期间产热减少。移植在较低温度下保存的新肝脏会进一步降低体温。34℃时对凝血功能、药物代谢和肾功能有显著影响,易发生心律失常和心搏骤停。一旦患者成功麻醉,打开加热的电热毯并将温度设置为38℃,然后在手术过程中继续升高。外周静脉连接温热输液器,温度设定为41℃,使输入液体的温度接近正常体温,但必须严格控制新鲜血液成分的温度,温度不得超过37～38℃。当新的腔静脉和门静脉成功吻合并打开血流时,在41～43℃下用无菌盐水冲洗新的肝脏和腹腔8～10分钟。室温设置在23～25℃,湿度保持在50%～70%。将直肠温度计探头插入肛门5～7cm,观察并记录实时肛温。

用药管理:术前30分钟及手术开始后5小时按医嘱静脉滴注抗生素。配制抑肽酶,先予1万U试验剂量,生命体征平稳予200万U静脉推注,再予50万U用输液泵泵入。稀释多巴胺及前列腺素E,在手术过程中,麻醉师根据患者的血压和肺动脉楔压确定剂量。供肝植入、腔静脉吻合完毕,按医嘱使用甲基泼尼松龙,通常成人500～1000 mg(小儿5 mg/kg)。移植肝血流开放,根据医生的处方使用各种止血剂、5%碳酸氢钠注射液等。供肝植入后,配置生物蛋白胶覆盖吻合口。

静脉、动脉通道管理:患者进入手术室后,予右肘正中静脉穿刺16 G留置针,用于麻醉诱导及术中输液。麻醉后由麻醉师行右颈内静脉穿刺,置入三腔导管监测中心静脉压和术中输液,漂浮导管监测心排量及肺动脉楔压;右锁骨下静脉导管用于术中快速输液和透析;单腔导管插入右股静脉进行下肢静脉压力监测;20 G留置针用于穿刺左桡动脉,手术用三通接头进行有创动脉血压监测。通道应紧密相连,动、静脉应标红蓝标,通道名称应标明,调节器应位于上层。动脉置管处严禁推注药物,以防肢端坏死。

二、移植术中配合

仪器护士提前准备常规肝脏手术包、肝脏移植专用仪器包、挂钩包。与来访护士核对各种项目并准备注册。仔细检查设备的完整性,以方便盘点并防止损失。

器械的准备:普通开腹器械、腹腔悬吊式拉钩、肝脏移植特殊器械、各种血管阻断钳、血管夹、无损伤镊、显微器械、超声刀、氩气刀、高频电刀等。

灌注用UW液或受体同型血浆(0～4℃),各种型号的prolene线、PDS可吸收线、肝素钠、无菌冰屑、抢救药品。

切除病肝后,用无菌冰纱布覆盖供肝,轻轻将供肝置入受者腹腔。将冰敷在肝脏表面并用肝素化水冲洗吻合口。在供者和受者的上、下腔静脉吻合之前,以400～600mL的血浆通过供者的门静脉灌注,灌注管在灌注过程中不会堵塞。当血流完成时,肝脏阶段结束,大量温盐水(40℃)注入腹腔,迅速加热肝脏。常规腔静脉3-0线吻合,门静脉5-0线吻合,肝动脉7-0线吻合,胆总管6-0或7-0 PDS吻合。

在血管吻合过程中保持缝线平滑。打开整条缝线后,用带橡胶头的蚊式钳固定一端以确保一致性,而不会扭曲或缠结。不要将吻合针的环拧得过紧,一般以一齿为妥,用冲洗器或注射器向手术医生手上注水,保持其手套湿润,以便流畅打结。

第四节　肝脏移植患者出院后的护理要点

指导患者及其家属了解肝脏移植的基本知识及出院后可能出现的问题,帮助患者自我保护。详细介绍出院后注意事项,最重要的是患者熟悉如何服用和控制免疫抑制剂,预防感染和并发症,定期随访。

一、家庭护理用品的准备

准备体温计、血压计、体重秤、消毒液,教会患者使用方法,并详细记录。术后1个月每天早上和下午进行测量,每天早上和睡前测量血压,定期称体重并保持理想体重。

二、健康指导

(一) 饮食指导

营养要均衡,不需要刻意吃一些保健品,避免摄入过多的蛋白质和脂肪。饮食应该清淡,低脂肪和低糖,应该多吃富含维生素和纤维的食物,以保持大便柔软。葡萄和柚子是禁忌的,因为它们会影响细胞色素P450酶系统并改变免疫抑制剂的浓度。不要吃人参、人参制品和其他增强免疫力的补品,不要吃枣或蜂蜜。

(二) 运动与锻炼

注意休息,保证充足睡眠,规律作息,适当进行健身活动。锻炼应该循序渐进,在不伤害身体的情况下才能获得更好的结果。步行是最好的开始方式,但时间不宜过长,以免过度劳累。当健康达到一定水平时,可以尝试其他运动,如慢跑、骑自行车和游泳。移植后第一个月避免开车。

1. 准确服用免疫抑制剂

遵医嘱服药,不要随意改变剂量或停药,不要服用任何其他药物。一天2次,通常间隔12小时。如果不能按时服药,或者服药后出现呕吐或腹泻,最好咨询移植医生。如果需要进行血药浓度测试,则应在下一次给药前抽取血样。来医院时一定要带上相关的免疫抑制剂,以便采血后立即服用。环孢素A的液体制剂应存放在干燥、阴凉、避光的地方而不是存放在冰箱中,并在服用前清洗药物。

2. 定期复查

一般情况下,出院后3个月内每周1次,3～6个月后每月1次,1～3个月后每年1次。随访时测量肝肾功能状态和免疫抑制剂的血液水平。定期进行血糖、尿糖等肝肾功能检查,必要时进行血脂和B超检测。

3. 预防感染

勤洗手是重要的预防措施,尤其是在肝脏移植后的第1年。定期洗澡,最好每天洗澡并勤换手巾和面巾。女性在经期应勤换卫生巾,不要使用女性保健品。注意口腔护理,使用柔软的牙刷以避免损坏牙龈。每顿饭后刷牙并用漱口水漱口。前6个月避免牙科手术,避免与人过度接触,外出时需要戴口罩。

4. 防治并发症

肝脏移植术后最重要的并发症之一是排斥反应。早期可能没有明显症状,或者仅仅有轻微的异常变化,如不明原因的低热和虚弱。如果出现以下情况:疲劳、轻微的腹部疼痛、深黄色或橙色尿、大便颜色浅或陶土色,需及时就诊。根据肝功能检查及肝活检来确定是否发生排斥反应。免疫抑制剂均具有一定的肾毒性，因此，如果出现夜尿增多、持续疲劳，并发现血尿素氮和肌酐浓度升高，考虑存在肾功能损害可能，应在医师指导下调整免疫抑制剂使用。糖尿病、高血压和高脂血症是免疫抑制剂的常见不良反应。必须动态监测血糖、血压和血脂的变化，及时处理。

5. 预防疾病复发

乙肝患者出院后应继续监测乙肝病原学，应每月检测肝功能、HbsAg和 HBV－DNA 定量。核苷类似物与 HBIG 联合使用，一般使用 2 年以上，防止移植后乙肝复发。对于癌症患者，需要进行肿瘤复发监测和预防性治疗，出院后每 3 个月测量血 AFP 浓度，进行肝脏 B 超和胸部 X 线检查，必要时进行 CT 扫描检查。

6. 其他

应尽量避免到公共场所，不要长久地晒太阳，防止因为服用免疫抑制剂而引起皮肤癌；禁止饲养宠物；如果在校期间有传染病流行时，患者应停止上学；患者不要吸烟、喝酒，如果感觉有发热、疲乏、头痛、腹痛、高血压等症状，应及时到医院就诊。

参考文献

[1]艾江,薛平.临床疾病诊治与护理[M].牡丹江:黑龙江朝鲜民族出版社,2011.

[2]陈进春,姜杰.中西医结合胆胰疾病诊疗学[M].厦门:厦门大学出版社,2011.

[3]陈祥珍,崇复生.选择性保脾术治疗脾破裂的诊治体会[J].中国社区医师(医学专业),2011,13(10):48-49.

[4]陈孝平,田伟.外科学[M].北京:人民卫生出版社,2019.

[5]陈孝平,汪建平.外科学[M].8版.北京:人民卫生出版社,2013.

[6]陈志强,谭志健.中西医结合外科学[M].3版.北京:科学出版社,2018.

[7]何夫武,张建国.原位脾修补加肠线绑扎治疗外伤性脾破裂11例体会[J].当代医学,2011,17(36):118.

[8]何晓顺,成守珍,朱晓峰.器官移植临床护理学[M].广州:广东科技出版社,2012.

[9]何晓顺.器官移植临床护理学普及版[M].广州:广东科技出版社,2018.

[10]胡国潢.实用临床胰腺外科学[M].北京:科学技术文献出版社,2016.

[11]黄正米.腹腔镜胰十二指肠切除术的临床应用研究[D].芜湖:皖南医学院,2013.

[12]黄智,詹兴云,吴进生.不同手术方法治疗创伤性脾破裂临床疗效观察[J].海南医学,2011(20):82-83.

[13]姜洪池,乔海泉.实用脾脏外科学[M].沈阳:辽宁科学技术出版社,2015.

[14]焦兴元.肝脏移植[M].北京:科学出版社,2019.

[15]矫玉成,李家翠,张红芳,等.临床常见普外科疾病诊疗汇编[M].昆明:云南科技出版社,2016.

[16]金中奎,王西墨.肝胆外科围术期处理[M].北京:人民军医出版社,2015.

[17]兰明银,罗杰,狄茂军.普通外科手术并发症防治学[M].武汉:华中科技大学出版社,2010.

[18]李海波.ICG排泄试验在原发性肝癌合并乙肝肝硬化术前肝脏储备功能的临床应用分析[D].银川:宁夏医科大学,2018.

[19]李京.肝移植术后患者在住院不同时间点的照顾者的焦虑水平状况及原因分析[D].吉林:长春中医药大学,2019.

[20]李荣祥,张志伟,田伯乐.肝胆胰脾手术暨中医药围术期应用[M].成都:四川科学技术出版社,2017.

[21]梁言珍,马倩红,颜碧莲,等.Orem自理模式在肝脏移植术后护理中的应用效果[J].国际护理学杂志,2021,40(2):342-345.

[22]梁艳玉,林秀如.肝脏移植手术后肺部感染危险因素分析及护理[J].中国处方药,2014(10):118-119.

[23]刘峰,胡崇惜.现代实用临床医学研究影像学[M].北京:知识产权出版社,2013.

[24]刘国青.实作诊断与治疗[M].长春:吉林科学技术出版社,2016.

[25]鲁建国,高德明.肝门静脉高压症外科学[M].北京:人民军医出版社,2011.

[26]邱景贤.乳腺癌肝转移TACE临床疗效及影响因素分析[D].芜湖:皖南医学院,2015.

[27]沈世强,林福生.重视胆道外科疾病合并肝硬化的术前风险评估[J].国际外科学杂志,2012,39(5):289-291.

[28]石聪辉,纪旭,夏挺,等.脾脏损伤非手术治疗临床特征分析[J].创

伤外科杂志,2019,21(8):566-569.

[29]王峻峰,莫一我,孙志为,等.肝脏手术术前安全性评估的临床研究[J].云南医药,2013,34(3):209-214.

[30]王宪强,刘洋,王梓豪,等.脾脏体积-标准化肝脏比率对肝切除术后并发的预测意义[J].中国现代普通外科进展,2019,22(6):445-449,453.

[31]王志伟,查文章,陆玉华,等.外科学[M].北京:科学出版社,2015.

[32]魏保生.2011考研西医综合240分之路:跨越考纲篇[M].北京:科学出版社,2010.

[33]吴孟超,吴在德,吴肇汉,等.外科学[M].9版.北京:人民卫生出版社,2018.

[34]夏海波,孙永显,郭伟,等.外科学[M].西安:西安交通大学出版社,2014.

[35]徐纪海.临床外科学[M].长春:吉林科学技术出版社,2016.

[36]杨平.现代护理基础理论与实践[M].长春:吉林科学技术出版社,2019.

[37]杨镇.门静脉高压症外科学图谱[M].沈阳:辽宁科学技术出版社,2015.

[38]于快云.腹外科疾病诊断与治疗[M].长春:吉林科学技术出版社,2019.

[39]张德记.脾经、胃经疾病的自然疗法[M].北京:中医古籍出版社,2017.

[40]张贵虎,袁海胜,杨雷,等.外科学[M].长春:吉林大学出版社,2014.

[41]张骊.大鼠心脏移植模型中mTOR C1/C2信号通路在消除慢性排斥反应中的作用[D].天津:天津医科大学,2014.

[42]张水军.普通外科围术期管理[M].郑州:郑州大学出版社,2013.

[43]张伟.临床外科诊疗学上[M].2版.长春:吉林科学技术出版社,2019.

[44]张赟.夹管6小时后开放与自体血回输引流对膝关节表面置换术

后并发症的影响[D].广州:南方医科大学,2013.

[45]赵国荣.芪苓益肝颗粒对肝硬化患者Fibroscan及相关指标的疗效观察[D].太原:山西省中医药研究院,2016.

[46]赵玉沛,陈规划,姜洪池,等.脾脏外科手术学[M].北京:人民军医出版社,2013.

[47]赵玉沛,陈孝平,杨连粤,等.外科学上[M].3版.北京:人民卫生出版社,2015.

[48]赵玉沛,吕毅.消化系统疾病[M].北京:人民卫生出版社,2016.

[49]仲剑平,方国恩.腹部外科手术并发症的预防与处理[M].北京:中国协和医科大学出版社,2012.

[50]周磊.肝硬化门脉高压症腹腔镜与开腹脾切除术术后并发症的Meta分析[D].重庆:重庆医科大学,2014.

[51]周奇,匡铭,彭宝岗,等.肝胆胰脾外科并发症学[M].广州:广东科技出版社,2012.